HILDEGARDS
ENERGIE KÜCHE

Bildnachweis:
SONNENTOR: Cover, Seite 8
fotolia.de: Seite 10, 14. 30, 39, 46, 50, 54, 60, 62
dreamstime.com: Seite 11, 12, 16, 18, 20, 22, 23, 24, 26, 28, 33, 35, 38, 40, 44, 56, 58
iStockphoto.com: Seite 36, 41, 43, 45, 47, 49, 52, 55
Peter Barci: alle Rezeptfotos
Robert Saringer: Autorenfoto Ulli Goschler

ISBN: 978-3-7088-0619-8

A-1010 Wien, Lobkowitzplatz 1
www.kneippverlag.com
www.facebook.com/KneippVerlagWien

Autorin: Ulli Goschler
Projektleitung: Maria Manger
Lektorat: Eva Manhardt
Korrektorat: Franz Ebner
Cover und Layoutentwurf: Stefan Öhner
Grafik: Raimund Lhotak
Druck: Theiss GmbH, A-9431 St. Stefan
Printed in Austria

1. Auflage, Februar 2014

ULLI GOSCHLER

HILDEGARDS ENERGIE KÜCHE

ERKENNE, WAS DIR GUTTUT

MIT REZEPTFOTOS VON PETER BARCI

INHALT

ENERGIEVOLLES

GUTE LAUNE

FASTEN „LIGHT"

ANHANG

ERKENNE, WAS DIR GUTTUT

VORWORT

Ich möchte Sie gleich zu Beginn etwas sehr Persönliches fragen: Wissen Sie eigentlich, was Ihnen guttut? Haben Sie Zugang zu Ihrem inneren Kraftwerk? Vertragen Sie alle Lebensmittel gut und wissen Sie genau, was Sie tun und lassen sollen, damit dieser herrliche Zustand anhält?

Oder sind Sie mit sich und Ihrem gesundheitlichen Zustand unzufrieden? Leiden Sie unter Über- oder Untergewicht, Verdauungsstörungen, Unwohlsein, Erschöpfung oder Appetitlosigkeit?

Verbinden Sie heilkräftige Lebensmittel und Gewürze mit verstaubten und faden Bildern und einen gesunden Lebensstil mit Langeweile, strenger Askese und Lustfeindlichkeit?

Dann lassen Sie sich von diesem Hildegard-Buch, das in Kooperation mit dem nachhaltigen, österreichischen Unternehmen SONNENTOR entstanden ist, überraschen und gewinnen Sie einen spannenden und motivierenden Einblick, wie altes, traditionelles Heilwissen modern interpretiert wird und mit Lust und Genuss zu mehr Wohlbefinden, Energie und Gesundheit führen kann.

Wie bereits Hippokrates rund 1500 Jahre vor Hildegard von Bingen postuliert hat – **„Lass Nahrung deine Medizin und Medizin deine Nahrung sein"** –, so legte auch die bemerkenswerte Äbtissin und Heilkundige einen besonders großen Stellenwert auf die Auswahl der richtigen Nahrungsmittel für ein gesundes und erfülltes Leben. Einer Vielzahl an Lebensmitteln, Kräutern und Gewürzen hat sie therapeutische und heilsame Qualitäten zugeordnet bzw. deren Wirkweisen erforscht, die wir Ihnen in diesem Buch näherbringen möchten.

Damit das alles nicht nur graue Theorie bleibt, haben wir mit viel Lust und Freude beim Kochen und Essen im Rezeptteil 35 gesunde, schmackhafte und zeitgemäße Gerichte für Sie kreiert, die kulinarische Hochgenüsse mit den Erkenntnissen der mittelalterlichen Ernährungsexpertin aus dem Deutschland des 12. Jahrhunderts verbinden.

Eine tabellarische Übersicht über die häufigsten Zutaten, Kräuter und Gewürze einer heilkräftigen Küche nach Hildegard soll Ihnen zudem auf einen Blick die wichtigsten Wirkweisen klassischer „Hildegard-Zutaten" ermöglichen.

Wir wollen Ihnen außerdem spannende Details zur Biografie der revolutionären und heilkundigen Äbtissin Hildegard von Bingen sowie Einblicke in die alte europäische Vier-Elemente-Lehre vermitteln, die viele Parallelen zur chinesischen Fünf-Elemente-Küche oder dem indischen Ayurveda aufweist.

Wie nah die Gesundheit von Körper, Geist und Seele beisammenliegt und warum Hildegard so gerne „vom rechten Maß" gesprochen hat, vermitteln wir in weiteren zahlreichen Aspekten, unter anderem in einem Sonderkapitel zum Thema „Fasten nach Hildegard".

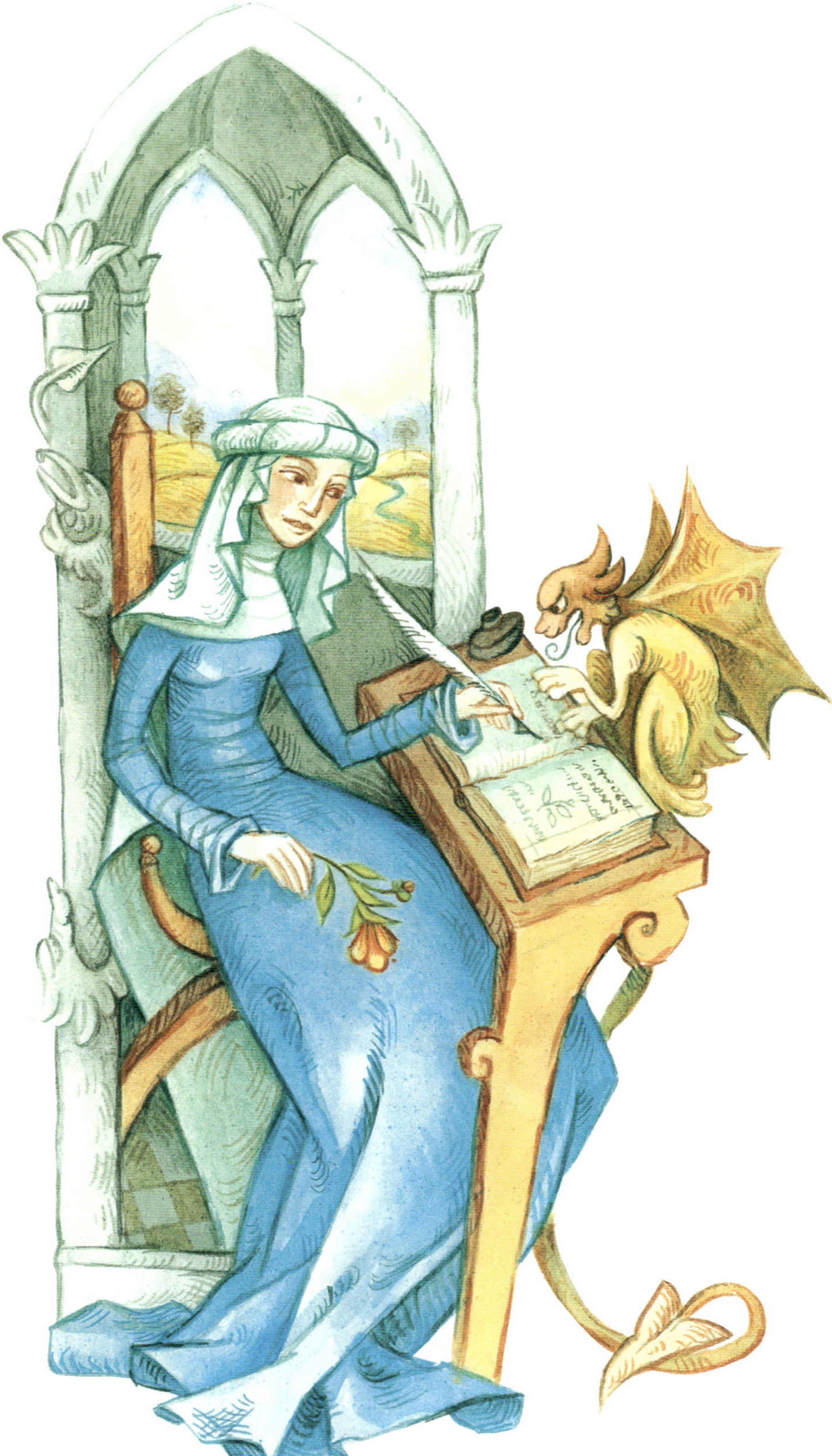

HILDEGARD VON BINGEN

BIOGRAFISCHES ÜBER EINE BESONDERE FRAU

Hildegard von Bingen lebte im 12. Jahrhundert n. Chr. im heutigen Deutschland und gilt als eine der bedeutendsten Frauen ihrer Zeit. Sie war Äbtissin, Heilkundige, Seherin, Prophetin, Revolutionärin, Komponistin, Musikerin, Dichterin, Beraterin, ... Die Liste ließe sich noch lange fortsetzen. Eine eindeutige Ein- und Zuordnung der ersten weiblichen Ärztin, wie sie auch oft genannt wird, fällt oftmals schwer, da Hildegard von Bingen in keine Schublade wirklich hineinpasst.

Hildegard von Bingen wurde 1098 in Bermersheim bei Alzey geboren und starb 1179 in ihrem Kloster Rupertsberg bei Bingen 81-jährig. In ihrer Epoche war dies ein außergewöhnlich hohes Alter.

Bereits im Alter von acht Jahren trat die Tochter einer Adelsfamilie ins Kloster ein und wenige Jahre später legte sie ihr Gelübde als Benediktinerin ab.

1136 wurde sie Äbtissin und 1141 hatte sie laut ihren eigenen Aufzeichnungen ihre „Berufungsvision". Sie beginnt mit der Arbeit an ihrem ersten umfassenden Werk „Scivias" („Wisse die Wege"). Ende dieses Jahrzehnts bestätigt sogar der damalige Papst Eugen III. das visionäre Talent der Nonne, die sich selbst zeitlebens als ungebildet bezeichnet und eine fast widersprüchlich anmutende Kombination an Demut, Bescheidenheit, Selbstbewusstsein und Furchtlosigkeit gegenüber den einflussreichsten Autoritäten ihrer Zeit an den Tag gelegt hat.

In den Folgejahren ist sie mit der Leitung zweier Klöster (Rupertsberg und später Eibingen) sowie den umfassenden Werken „Physica" („Heilkraft der Natur") und „Causae et curae" („Ursprung und Behandlung der Krankheiten") – bedeutenden Schriften über Natur- und Heilkunde – beschäftigt.

Insgesamt sind aus ihrer Feder noch weitere umfassende Werke wie „Liber vitae meritorum" („Der Mensch in der Verantwortung"), „Liber divinorum operum" („Welt und Mensch") sowie Carmina („Lieder") und Epistulae („Briefwechsel") entstanden. Auch zwei Biografien hat Hildegard von Bingen geschrieben: jene von Rupert von Bingen, einem verehrten Heiligen ihrer Zeit, und jene des heiligen Disibod, einem irischen Mönch und Einsiedler.

Neben diesen lebensumspannenden Aufgaben unternahm sie zahlreiche Predigtreisen quer durch Deutschland und fungierte als Beraterin – in die heutige Zeit transferiert könnte man wohl sagen: eine Mischung aus Seelsorgerin, Coach und Therapeutin für weltliche und geistliche Menschen aller Gesellschaftsschichten.

Päpste, Könige und Fürsten wandten sich ebenso wie einfache Mönche, Nonnen und Laien an die weise und bescheidene Nonne, um Orientierung, Zuspruch oder Entscheidungshilfen zu erbitten.

GOTTES SPRACHROHR UND EINE KLUGE FRAU

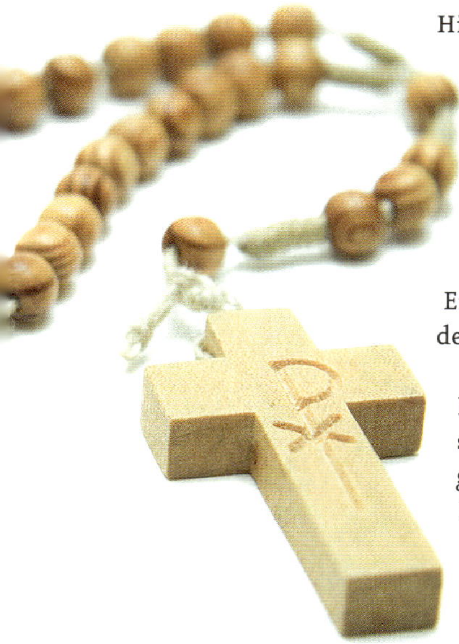

Hildegard war eine wissbegierige Frau mit großem Weitblick. Sie betonte stets, dass alles, was sie schrieb und verkündete, aus Visionen und dem direkten Kontakt zu ihrem geliebten Gott entstammte. Dies lässt auf eine zutiefst spirituelle und möglicherweise hellsichtige Frau schließen. Auch der Papst bestätigte die Echtheit der göttlichen Quelle. Wäre es nicht Gott selbst gewesen, den sie hier als unmittelbaren Ursprung ihrer Erkenntnisse anführen konnte, wäre sie wohl rasch von den Mächtigen in die Schranken gewiesen worden.

Dass Hildegard aber auch eine zutiefst lebenstüchtige, strategisch kluge, vorausschauende und sehr überzeugende Persönlichkeit gewesen sein muss, wird in vielen Details ihrer Biografie sichtbar. Ein interessanter Aspekt ist ihre persönliche Krankengeschichte. Hildegard wird von Kindesbeinen an als kränkliches Mädchen beschrieben. Einerseits war sie wohl schon sehr früh damit beschäftigt, körperliche Ungleichgewichte und Geschehnisse zu beobachten und einzuordnen. Andererseits gibt es auch hier einen spannenden weiteren Aspekt zu beobachten: Häufig reagierte Hildegards Körper mit heftiger Krankheit oder sogar Lähmungserscheinungen. So erkrankte sie beispielsweise, als es schien, der Umzug in ein neues Kloster würde vereitelt, oder als man ihren treuen Berater und Freund Volmar abberufen wollte.

Wenngleich Hildegard stets beteuerte, einzig durch und von Gott beauftragt zu handeln, so lässt sich doch auch immer wieder eine schlaue und ausgetüftelte – zutiefst menschliche und sehr erfolgreiche – Strategie in ihrem Tun erkennen, die der bedeutendsten Frau des Mittelalters und ersten Ärztin auch große Macht, Einfluss und umfassendes Wirken ermöglichte. Sich mit dem lieben Gott zu verbünden, kann andernfalls wohl auch nie falsch sein – und so können wir von Hildegard auf vielen Ebenen wohl einiges lernen …

„Als Gott dem Menschen ins Angesicht schaute, gefiel er ihm sehr gut."

Beeindruckend und gleichzeitig gar nicht ihrer Zeit entsprechend ist das sich in allen Schriften widerspiegelnde Gottesbild der Hildegard.

Ihr Gott ist kein grausamer und rächender Gott, der Strafe und blinden Gehorsam verlangt und autoritäre Vorgaben macht.

Vielmehr wurde sie nicht müde, die unendlich liebevolle und „mütterliche" Art eines leuchtenden, ja feurigen und unendlich gütigen Gottes zu transportieren, der den Menschen geschaffen hat, um sich selbst in ihm zu offenbaren.

HILDEGARD LIEST DEN MÄCHTIGEN DIE LEVITEN ...

Besonders bemerkenswert für eine Frau ihrer Epoche war die Rolle, die Hildegard von Bingen gegenüber Ratsuchenden aller Gesellschaftsschichten einnahm: Auffällig war die immer herzliche und barmherzige, aber gleichzeitig ungeschönte und unverblümte Kritik, die sie selbst den höchsten Würdenträgern zuteilwerden ließ. Hildegard las so manchem hohen Staats- oder Kirchenmann die Leviten, wie es wohl sonst niemandem – und schon gar keiner Frau – in dieser Zeit erlaubt war.

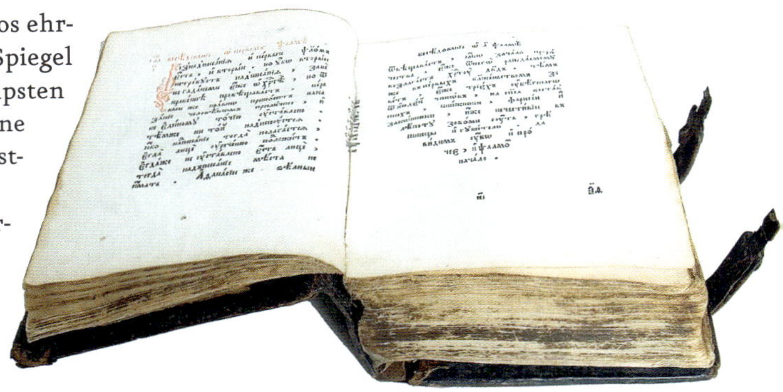

Sie setze ihnen bedingungslos ehrlich und ungeschönt einen Spiegel vor und machte Königen, Päpsten und anderen Herrschern ohne Scheu klar, was sie von Selbstmitleid, Unbarmherzigkeit oder den egoistisch motivierten Leiden derselben hielt. Sie berief sich stets auf die universelle und strahlende Gotteskraft, die durch sie sprach, und hatte es nicht nötig, sich selbst dadurch zu erhöhen.

Dies machte sie zu einer ernstgenommenen und – trotz der häufig dreist wirkenden Kritik – unumstrittenen Autorität, deren Rat sogar von jenen angenommen werden sollte, die ihre Nähe zum lieben Gott mehr im Schein als im Sein lebten.

VERANTWORTUNG UND VERBINDUNG DES MENSCHEN

„Gott hat alle Dinge der Welt so eingerichtet, dass eins auf das andere Rücksicht nehme."

Diesen Gedanken postuliert die Benediktinerin in ihrem Werk „Physica". In ihrer aufmerksamen Beobachtung der Natur findet sie jede Menge Gesetzmäßigkeiten, die sie stets im Zusammenhang mit der menschlichen Verantwortung der Schöpfung gegenüber wahrnimmt.

Minuziöse und begeisterte Beschreibungen von Pflanzen, Tieren, Edelsteinen und Metallen sind gekennzeichnet von ihrer tiefen Ehrfurcht und Freude an dem Mysterium der Natur. Daraus leitet sie immer wieder philosophische und tiefgehende Wahrheiten ab, die dem Menschen helfen sollen, sein Dasein zu verstehen und den nötigen Respekt vor der Natur, der Kraft der Schöpfung und im Umgang mit seinesgleichen zu vertiefen.

MIKROKOSMOS UND MAKROKOSMOS

Ganz klar sieht sie, dass Kosmos und Mensch aufeinander angewiesen sind. Den Menschen sieht sie als Mikrokosmos – als Abbild des großen Ganzen im Kleinen. Die Elemente Luft, Wasser, Feuer und Erde spiegeln sich im Menschen wider. Deren Kräfte wirken im Universum ebenso wie im Menschen.

Wenn der Mensch die Verantwortung für das Gleichgewicht der Elemente nicht wahrnimmt, wenn er rücksichtslos und unmoralisch handelt, dann wirkt sich das auch auf das „Außen" und die Elemente aus. Finstere und dunkle Bilder malt Hildegard von jenen Kräften, die entgleisen und nicht mehr im Gleichgewicht sind.

Das entstandene Ungleichgewicht der Elemente bringt im „Mikrokosmos Mensch" Krankheit, Unglück und Verwirrung hervor. Gleichzeitig wirkt es sich im Makrokosmos mit ebenso verheerenden Folgen aus.

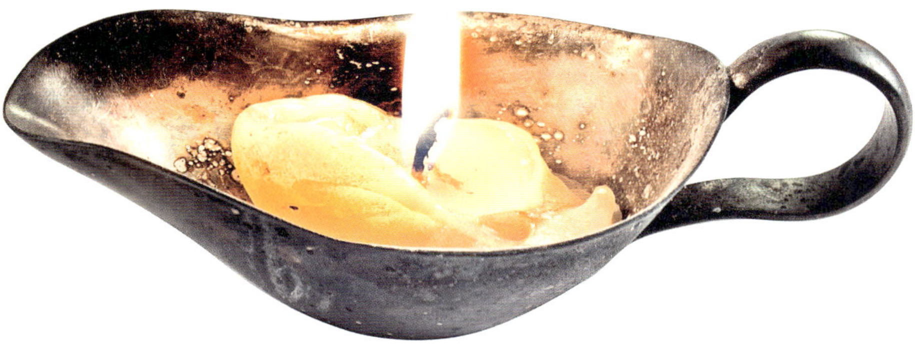

ERSTE UMWELTAKTIVISTIN

Und gerade solche „Visionen" sind heute wohl aktueller denn je und beweisen einmal mehr, dass die Frau aus dem Mittelalter wohl so einiges vorhergesehen hat, dessen Ausmaß damals auf den ersten Blick wohl noch nicht abzusehen war.

Hildegard beschreibt das „Aufschreien der Elemente", sie spricht von verschmutzter Luft, von ausgelaugter Erde und verdorbenen Böden, von modrigen Winden, vom Auflösen der Bande der Elemente, von Sintfluten und Erderschütterungen.

Wir brauchen heute nur an einem beliebigen Tag eine beliebige Zeitung aufschlagen und werden sehen, dass viele dieser „Horrorszenarien" gerade in unserer Epoche bittere Realität sind. Naturkatastrophen, Überschwemmungen, Erdbeben, verpestete Luft, Atomunfälle – alle diese negativen Schlagzeilen, die zu unserer täglichen Lebensrealität gehören, sind mehr denn je Beweis dafür, dass wir mit den Elementen wohl schon lange auf Kriegsfuß stehen ...

„Die Elemente nehmen jede menschliche Eigenschaft in sich auf und schwingen, den Werken des Menschen folgend, mit. Handelt der Mensch kriegerisch, so versetzt er die Elemente in heftigste Bewegung und sie üben ihren Einfluss entsprechend aus."

Unter diesem Aspekt können wir Hildegard wohl auch als eine der ersten Umweltaktivistinnen wahrnehmen. Ihre Motivation war stets ihre Liebe zur Schöpfung und der Respekt vor der Natur, vor den Elementen und der eigenen Verantwortung. Sie wurde nicht müde, den Menschen stets daran zu erinnern.

HEILKUNDIGE UND ERNÄHRUNGSEXPERTIN

Hildegard sah aber nicht nur die Gefahren und das Negative, sondern mehr als alles andere die Chancen und großzügigen Geschenke, mit denen uns die Schöpfung verwöhnen will.

Sie leitet aus ihren Beobachtungen und Eingebungen Wirkweisen verschiedener Pflanzen und Nahrungsmittel ab und handelt viele der beschriebenen Pflanzen, Steine und Tiere auch danach ab, wie sie uns heilen und unsere Gesundheit erhalten bzw. stärken können. Sie beschreibt, welche Mittel uns helfen können, ein bereits aus dem Gleichgewicht geratenes System wieder zu stabilisieren.

„Es gibt eine Kraft aus der Ewigkeit, und diese ist grün."

PARALLELEN ZU ANDEREN GANZHEITLICHEN SYSTEMEN

Wer sich mit ganzheitlichen Gesundheitssystemen auseinandersetzt, dem fallen in Hildegards Lehren und Zugängen schon bald verblüffende Parallelen zu fernöstlichen Heiltraditionen auf.

Hildegards Beobachtungen und Erkenntnisse über unterschiedliche thermische Wirkungen von Lebensmitteln, über befeuchtende oder trocknende Eigenschaften, über spezifische Wirkweisen auf bestimmte Organe sowie zugeordnete emotionale und psychische Faktoren sind ein Grundpfeiler der klassischen naturheilkundlichen Humorallehre, deren Grundkonzept wir ebenso im indischen Ayurveda wie in der traditionellen chinesischen Medizin (TCM) begegnen.

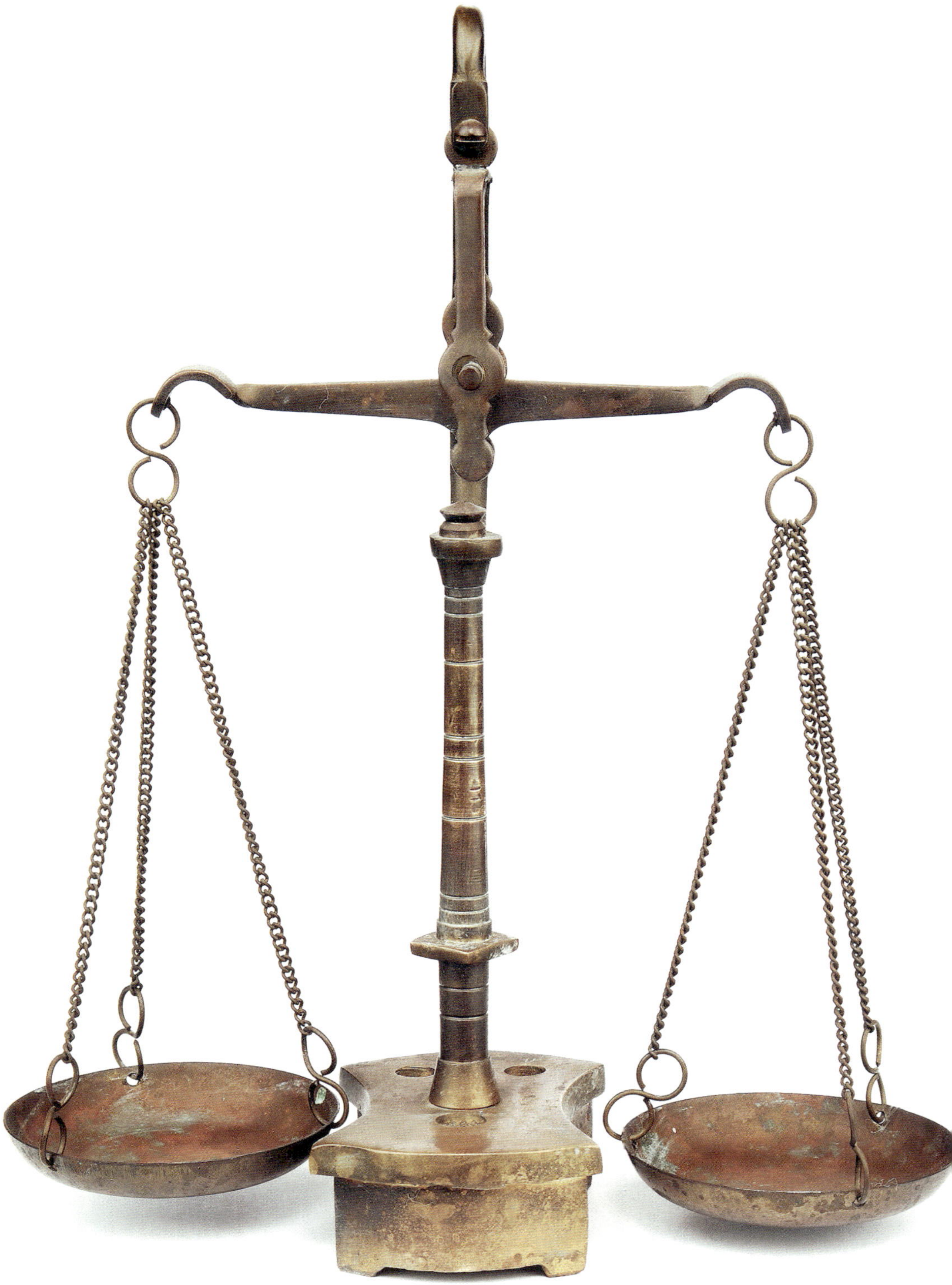

DAS „RECHTE MASS“

VOM UMGANG MIT KÖRPER UND SEELE

„Die Seele liebt in allen Dingen das rechte Maß. Wenn der Mensch ohne Maß isst oder trinkt oder irgendetwas anders maßlos tut, werden die Kräfte der Seele gespalten. Daher achte er stets auf das richtige Maß!“

Hildegard von Bingen sprach häufig vom „rechten Maß“. Was dies bezogen auf unser heutiges, modernes Leben bedeuten kann, können Sie überprüfen, indem Sie sich mit den folgenden Fragen auseinandersetzen.

WIE OFT TANKEN SIE FALSCHEN TREIBSTOFF IN IHR AUTO?

Füllen Sie manchmal billiges Heizöl in Ihr Auto? Oder Diesel statt Benzin oder umgekehrt, weil dieser gerade billiger ist? Kommt statt Kühlflüssigkeit manchmal billig erstandenes Abwaschwasser in Ihren Boliden? Verwenden Sie das gebrauchte Altöl Ihres letzten Sonntagsschnitzels gerne als Motoröl?

Hängen Sie Ihr Handy zum Aufladen manchmal an den Starkstrom an? Oder lassen Sie Ihre Waschmaschine gerne auch mal ohne Wasser einen Durchgang laufen? Sammeln Sie im Hochsommer Ihren Müll gerne über Wochen vorzugsweise in der Mitte Ihres Wohnzimmers?

Welch dämliche Fragen, werden Sie jetzt denken. Stimmt. So dämlich sind wir normalerweise nicht. Also zumindest nicht mit unseren Geräten, mit unseren Maschinen, mit unserem Haus, also mit unseren Dingen. Mit unserem Körper und unserem Geist sind wir da allerdings weniger zimperlich ...

Seien Sie einmal ehrlich zu sich und forschen Sie ein wenig nach, wie es um die Dinge steht, die Sie täglich in Ihren Körper „einfüllen“. Was essen und trinken Sie? Wie viel davon? Stimmen die Relationen? Essen Sie dann, wann Sie hungrig sind, und hören Sie auf zu essen, wenn Sie satt sind?

Um sich dabei selbst ein bisschen auf die Schliche zu kommen, kann es hilfreich sein, ein Ernährungstagebuch zu führen. Aber auch der Weg zu einem Ernährungsberater bzw. einer -beraterin kann nützliche Impulse setzen und uns bei der Umstellung auf eine ausgewogene Ernährung unterstützen.

SIND SIE IM GLEICHGEWICHT UND WIE STARK IST EIGENTLICH IHR SCHWEINEHUND?

Wie auch in anderen ganzheitlichen Systemen betont wird, ist ein Achten auf Ausgewogenheit von Aktivität und Ruhe ein wichtiger Schlüssel zu einem langen und gesunden Leben: Regelmäßige Bewegung im rechten Ausmaß – für Körper und Geist – ist wesentlich, um Energie zu schöpfen und unseren Körper und Geist fit zu halten. Zudem sorgt Bewegung für Wärme in unserem Körper und kann Kälte und Feuchtigkeit auf den Leib rücken.

Nur stellt sich häufig leider die Frage: Wer ist stärker, mein innerer Schweinehund oder ich? Wenn unsere Lauf- oder Wanderschuhe aus Einsamkeit in eine tiefe Depression geschlittert sind oder wir vor lauter Überanstrengung und Erschöpfung in eine bewusstlose Couchpotato-Lethargie verfallen, sollte uns das zu denken geben. Dann fehlen uns eindeutig das „rechte Maß" und der Ausgleich zwischen Aktivität und Ruhe.

Regelmäßige Bewegung in gesundem Ausmaß, am besten an der frischen Luft und in der Natur, ist ein Jungbrunnen und Garant für ein gesundes Gleichgewicht. Aber auch das Gegenteil von Aktivität und Bewegung – nämlich Ruhe, Besinnung und Stille brauchen wir.

WAS ERFÜLLT SIE MIT FRIEDEN?

Ausgedehnte Spaziergänge im Grünen, Meditation, Gebet, Yoga, Qi Gong, Musikhören oder -machen, Singen und Chanten, Gartenarbeit, Lesen, Malen, Töpfern, Pilgerwanderungen, Bergsteigen, Kochen – finden Sie heraus, was Sie zur Ruhe bringt. Was den ewig dröhnenden Lärm in Ihrem Kopf abstellt und Ihnen das Gefühl von tiefem, innerem Frieden – und Zufriedenheit – vermittelt.

Suchen Sie danach! Probieren Sie alles durch und sondieren Sie, was für Sie am besten dazu geeignet ist, im Hier und Jetzt – und bei Ihnen selbst – anzukommen.

WIE ERHOLSAM IST EIGENTLICH IHR SCHLAF?

> *„Denn wie das Fleisch des Menschen durch Speise wächst, so (wächst) auch sein Mark durch den Schlaf ... Wenn nämlich der Mensch schläft, erfrischt sich sein Mark und wächst, und wenn er wach ist, dann wird sein Mark etwas verdünnt und geschwächt ..."*

Die Bedeutung eines gesunden Schlafes kann in überaktiven Zeiten wie der unseren nicht oft genug betont werden. Schon lange haben wir uns vom natürlichen Rhythmus der Natur entfernt und machen nur allzu gern den Tag zur Nacht und umgekehrt. So manche Großmutter wusste noch: „Der Schlaf vor Mitternacht ist der gesündeste" – und hat damit zum Ausdruck gebracht, was vor Erfindung des elektrischen Lichts oft aus rein praktischen Gründen eine Selbstverständlichkeit war.

Sowohl ein Zuviel als auch ein Zuwenig an gesundem Schlaf wirkt sich laut Hildegard negativ auf unsere geistige und körperliche Gesundheit aus.

HAND AUFS HERZ – WIE KUSCHELIG IST DENN IHR SCHLAFZIMMER?

Unser Schlafzimmer soll uns dazu einladen, zur Ruhe zu kommen und in der Nacht Kraft und Energie zu schöpfen. Sanftes Licht, angenehme, nicht zu grelle Farben und ein bequemes Bett mit einer hochwertigen Matratze und kuscheligem Bettzeug aus möglichst naturnahen Materialien können dazu beitragen.

Neben der Funktion als Rückzugs- und Ruheoase wollen wir in unserem Schlafzimmer zudem sinnliche Stunden und eine erfüllende und erfüllte Sexualität leben können. Auch dafür können wir mit etwas Kreativität und Muße nachhelfen. Angenehme Düfte, ätherische Öle, Mineralien, Skulpturen und sinnliche Bilder können beispielsweise das Ihre dazu beitragen.

Wer Fernseher, Computer, laute, hektische Musik oder schreiende Radiowerbung in sein Schlafzimmer lässt, darf sich nicht wundern, wenn sich weder romantische Liebesnächte noch erholsamer Schlaf einstellen.

Wenn das Schlafzimmer ein richtiger Kraftplatz wird, den Sie gerne aufsuchen und der in Ihren Augen nicht nur eine Verwahrstätte für bewusstlos Erschöpfte ist, die nichts mehr mitbekommen, dann werden Sie diesen Ort auch gerne mal untertags aufsuchen. Es kann Ihr persönlicher Rückzugsort sein, wenn Sie mal ein paar Minuten durchschnaufen möchten – und das muss nicht immer nur in der Nacht sein.

Ein kurzes Mittagsschläfchen am Wochenende, ein paar Minuten ruhen, bevor Ihre Gäste zum Abendessen kommen, ein nachmittägliches Schäferstündchen mit der Liebe Ihres Lebens oder ein Urlaubstag, der mit einem guten Buch und einer Tasse Tee in der Hand einfach nur Ihnen alleine gehört – in all diesen Momenten kann Ihnen ein kuscheliges Schlafzimmer, das liebevoll gestaltet ist, Kraft und Ruhe geben.

WIE WÄRE ES EINMAL MIT EIN BISSCHEN ENTRÜMPELN?

Der Schlaf hat eine wesentliche Funktion bei der Regeneration und Entgiftung unseres Körpers. Wir sammeln über Umweltverschmutzung, schlechte Luftqualität, chemisch eingesetzte Düngemittel, Strahlenbelastungen, Ernährungssünden, Stress, Nikotin, Alkohol, Medikamente u.v.m. täglich jede Menge Gift und Schlacken in unserem Blut, in der Lymphe und im Gewebe an. Das Wunderwerk, das unser Körper laufend vollzieht, vermag vieles davon wieder abzutransportieren und Krankmachendes zu eliminieren.

Wenn aber die Menge der Gifte, die nachkommt, aufgrund von zu wenig Vitalstoffen, Ruhe und gesundheitsfördernden Elementen nicht mehr entsorgt werden kann, werden wir leicht krank. Um dem entgegenzuwirken und es gar nicht erst so weit kommen zu lassen, sei uns empfohlen, auf die Ausleitung dieser negativen Komponenten zu achten. Dies kann in Form von entsprechender Ernährung, Bewegung, körperlichen Techniken, ausreichend Erholungszeiten, Heilfasten und Heilkräutern unterstützt werden.

Gerade dem Thema Fasten hat die Hildegard-Medizin einen besonderen Wert beigemessen – daher werden wir dies später noch im Detail erörtern.

UND WAS SAGT IHR GEIST DAZU?

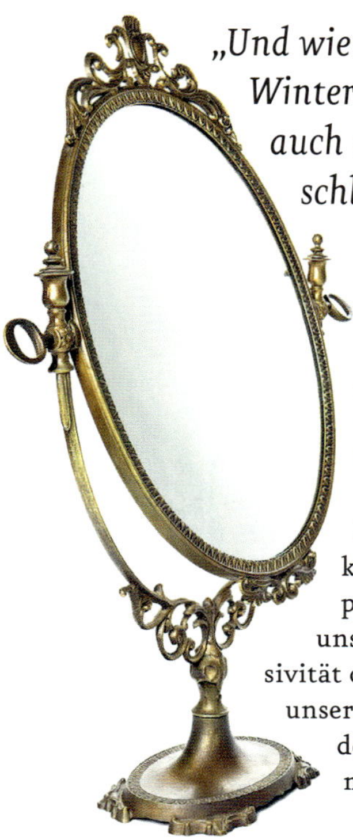

„Und wie die Geschöpfe im Sommer blühen und grünen, im Winter aber vertrocknen und vergehen, so blüht und grünt auch die Seele voll Freude in guten Werken, aber in den schlechten Werken verdorrt sie in Trauer und vergeht.“

Gerade die Vermittlung der Verbindung von Körper und Geist war Hildegard ein großes Anliegen. Geistige Prinzipien stehen stets in Wechselwirkung mit körperlichen Prozessen. So kann man Hildegards Lehre wohl als eine Betrachtungsweise unserer Gesundheit sehen, die bereits damals psychosomatische Aspekte berücksichtigte.

Die Wechselwirkung funktioniert in beide Richtungen – so können bestimmte Lebensmittel und Heilpflanzen beispielsweise psychische Wirkungen haben und psychische Faktoren wiederum unsere körperliche Gesundheit beeinträchtigen. Wut, Zorn, Aggressivität oder Lieblosigkeit wirken sich aus dieser Sicht nicht nur auf unser emotionales, sondern eben auch auf unser körperliches Befinden aus – und sollten daher ebenso genau unter die Lupe genommen werden wie anderes schädigendes Verhalten, beispielsweise

Missbrauch von Substanzen wie Alkohol und Nikotin oder eben krankmachende Ernährungsgewohnheiten.

WIE FREUNDLICH SIND SIE EIGENTLICH ZU SICH SELBST?

Wir können uns mehrmals täglich über Gemeinheiten und Ungerechtigkeiten aufregen, die unsere Umwelt uns antut. Wir verbieten es selbstverständlich anderen, garstig und unfreundlich mit uns umzugehen. Wir wehren uns dagegen, wenn unsere Grenzen überschritten werden. Und beschimpfen lässt sich wohl sowieso niemand gerne.

Im Außen erkennen wir diese Brutalitäten und Lieblosigkeiten mitunter ja schon recht gut. Aber wie steht es eigentlich um unsere Freundlichkeit uns selbst gegenüber? „Ich bin ein Trottel", „Ah, bin ich dumm!", „Ich Depp!" und Ähnliches sind Sätze, die vielen von uns häufig über die Lippen kommen, oft mehrmals am Tag. Zum Beispiel wenn wir uns verfahren oder falsch abbiegen, den Schlüssel vergessen, einen Ordner im Computer irrtümlich verschieben oder einen Termin verwechseln. Wie ein immer wiederkehrendes Mantra sind wir gewohnt, uns selbst runterzumachen und – meist völlig unbewusst – gemeine und abwertende Dinge zu uns selbst zu sagen. Es reicht nicht aus festzustellen, dass wir uns geirrt haben, etwas vergessen haben oder einen Fehler gemacht haben – wir haben den Drang, dies als unerwünschte und abwertende Seite uns selbst auch gleich rüde und unfreundlich mitzuteilen. Diese Glaubenssätze sind mächtiger, als es auf den ersten Blick erscheinen mag. Achten Sie auf Ihre Gedanken – vor allem jene über Sie selbst!

> *„Dein Schöpfer hat dir den besten Schatz gegeben, einen lebendigen Schatz: deinen Verstand!"*

Immer wieder betont und pocht Hildegard von Bingen darauf, dass der Mensch von Gott den Verstand bekommen hat: Damit emanzipiert sie sich von einem Zugang, der nur blind gehorcht und ausführt. Vielmehr ermutigt sie uns, unsere eigene Weisheit in uns selbst zu entdecken und ihr zu folgen. Ein Weg, der uns heute mehr denn je in Erinnerung gerufen werden sollte!

Auf den ersten Blick scheint es, als hätten wir alle Freiheiten der Welt, könnten uns für jedes Leben entscheiden, das uns gefällt. Bei näherer Betrachtung wird schnell sichtbar, dass wir häufig in ein fremdbestimmtes Hamsterrad von Funktionieren, Konsum, Gier, Ruhelosigkeit und Rastlosigkeit geraten sind und dass unsere ureigene Stimme, der eigene Verstand, nur mehr selten den Ton in unserem Leben angibt.

Wir füttern unsere Autos und Maschinen mit passenderen Kraftstoffen als uns selbst. Wir kommen kaum zur Ruhe. Beuten uns und unsere Umwelt aus. Wissen am Ende des Tages oft eigentlich nicht, wofür wir das alles tun ... Wenn wir uns vom Geist der friedvollen Kriegerin aus dem 12. Jahrhundert ein bisschen inspirieren lassen, kann uns das heute einen Weg in ein zufriedeneres und gesünderes Leben weisen.

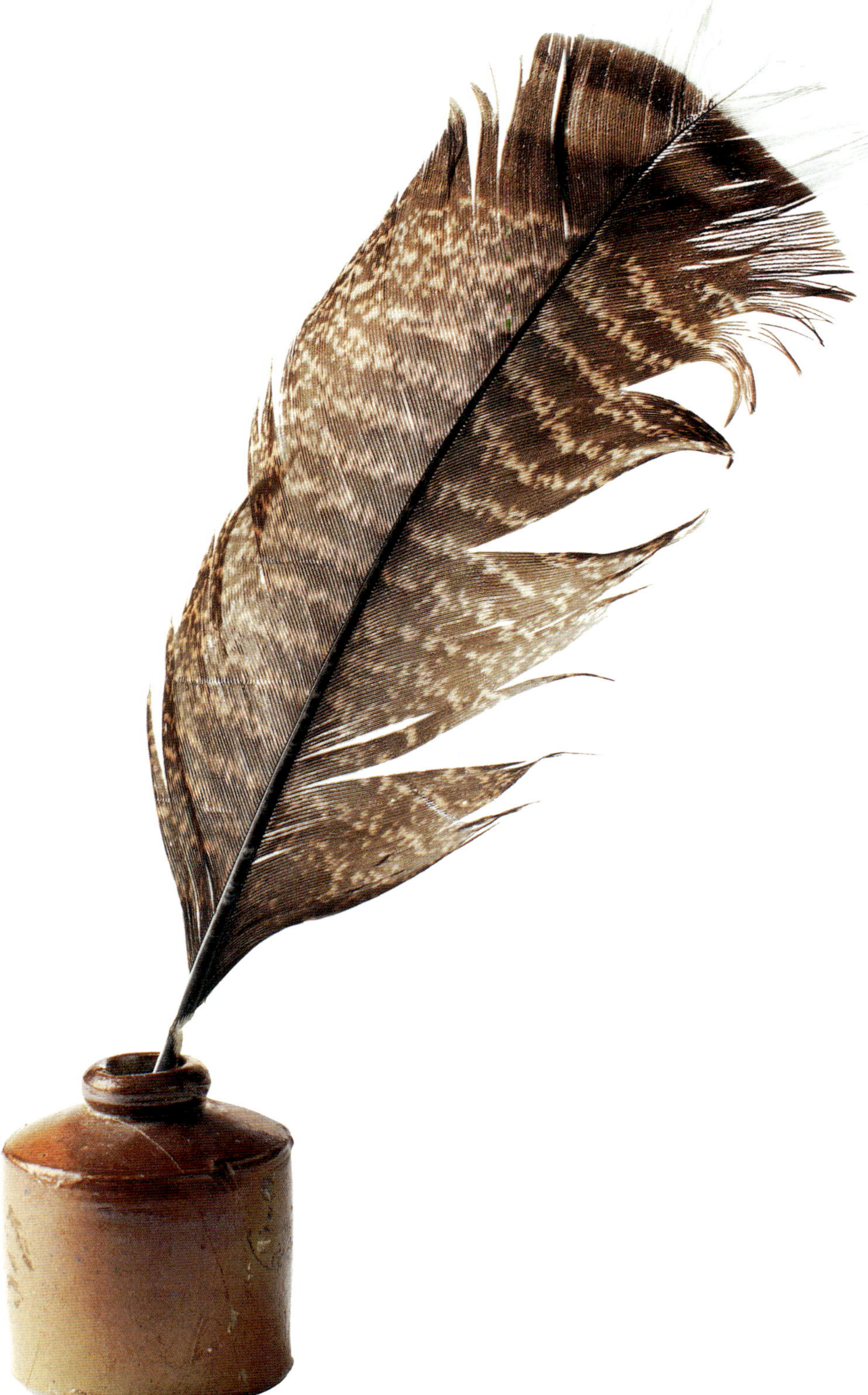

VON TYPEN UND MENSCHEN

EIN AUSFLUG IN DIE ELEMENTELEHRE

Bereits Hippokrates von Kos und Galen von Pergamon beschäftigen sich viele Jahrhunderte vor Hildegard von Bingen mit der Humorallehre bzw. der Lehre von den Elementen. Diese stellte in der traditionellen europäischen Medizin (kurz TEM genannt), ähnlich wie in der traditionellen chinesischen Medizin (TCM), die Basis für ein ganzheitliches Gesundheits- bzw. Medizinverständnis dar und beeinflusste viele Behandlungs- und Therapiemethoden.

Anders als unsere neuzeitliche, „naturwissenschaftliche" Medizin basiert diese Lehre vor allem auf der Analyse von energetischen Prozessen und konnte bzw. kann damit das Entstehen von Ungleichgewichten und Krankheiten auf einer völlig anderen Ebene verständlich machen. Hildegard von Bingen konnte in ihrer Zeit von diesen Grundsätzen der Elementelehre ausgehen.

> *„Der Mensch hat vom Feuer die Sehkraft, von der Luft das Gehör, vom Wasser die Beweglichkeit und von der Erde seinen Gang. Wenn die Elemente im Menschen geordnet wirken, erhalten sie ihn und machen ihn gesund."*

Auch der berühmte Kräuterpfarrer Sebastian Kneipp, dem mit seinen Wassertherapien bis zum heutigen Tag viele therapeutische Erfolge nachgesagt werden, berief sich auf eben diese Grundlehre.

Im asiatischen Raum haben sich diese traditionellen – und keineswegs minder erfolgreichen Methoden – auch neben den „modernen" Entwicklungen gehalten und genießen bis heute eine breite gesellschaftliche Akzeptanz. Gerade chronische Beschwerden lassen sich damit gut in den Griff bekommen.

Bei uns im Westen ist von diesem alten Wissen leider viel verloren gegangen bzw. wurde und wird es aus einer Mischung aus Unwissenheit, Überheblichkeit und Angst abgelehnt oder als Scharlatanerie abgetan. Es lohnt sich aber einen Blick über den Tellerrand zu machen und ein wenig zu graben, um zu erkennen, welche Schätze auch in unserem Kulturkreis verborgen sind.

In so manchen naturheilkundlich orientierten Praxen wird auch heute noch auf dieses alte Wissen zurückgegriffen. Auf den nächsten Seiten wollen wir Ihnen die Grundpfeiler dieses alten Ordnungssystems näherbringen, das auch Hildegard von Bingen als Ausgangspunkt ihrer Lehren heranzog. Aus der Verteilung der Elemente lassen und ließen sich zudem entsprechende Ernährungsempfehlungen ableiten, die die Unterschiedlichkeit der verschiedenen Typen berücksichtigen sollen.

FEUER, WASSER, ERDE UND LUFT

Die Welt setzt sich nach den alten Lehren aus vier Elementen zusammen, die vier Haupteigenschaften in sich tragen: Feuer (warm und trocken), Luft (warm und feucht), Wasser (feucht und kalt) und Erde (kalt und trocken).

Auch im Menschen sind diese Elemente wirksam, ihnen entsprachen in den alten Lehren die vier Körpersäfte – damals als gelbe Galle, schwarze Galle, Blut und Schleim bezeichnet. Sind die Säfte harmonisch gemischt, ist der Mensch ausgeglichen und gesund; überwiegt ein Saft alle anderen, kommen folgende ausgeprägten Charaktere zum Vorschein.

DER PHLEGMATIKER – DAS ELEMENT WASSER

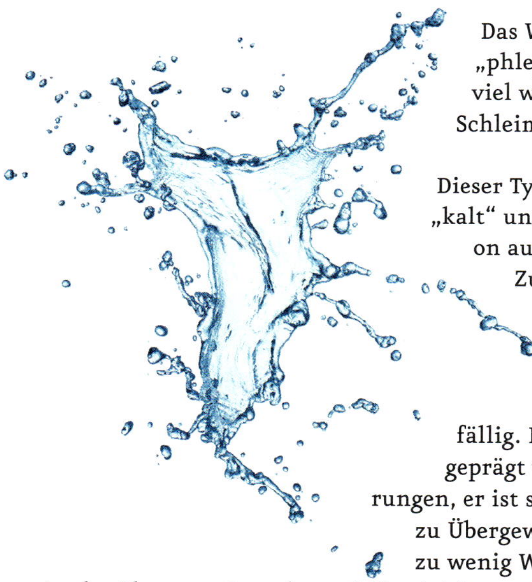

Das Wort kommt vom griechischen „phlegma“, das auf Deutsch übersetzt so viel wie Hitze, Flamme, Entzündung oder Schleim bedeutet.

Dieser Typ wird von den Eigenschaften „kalt“ und „feucht“ geprägt. Die Kombination aus einem Zuviel an Feuchtigkeit und Zuwenig an Wärme charakterisiert den Typ des Phlegmatikers.

Er ist tendenziell ruhig, langsam, manchmal auch schwerfällig. Der entsprechende Körperbau ist geprägt von Flüssigkeits- und Fetteinlagerungen, er ist schlank bis rundlich – eine Tendenz zu Übergewicht ist vorhanden. Aufgrund von zu wenig Wärme (und damit auch Bewegung) ist der Fluss von Lymphe und Blut leicht gestört und es kann zu Wasseransammlungen und Ödemen kommen. Sein Gesicht ist oft weißlich bis blass, er liebt die Wärme, ist oft kälteempfindlich und leidet leicht unter kalten und feuchten Händen.

Der klassische Phlegmatiker meidet meist Bewegung, körperliche Anstrengung und Hast oder Eile. Er schläft gerne und lange und liebt sinnliche Genüsse, Essen und Trinken.

Verdauungsprobleme mit Blähungen, Durchfall oder Verstopfung kommen bei ihm häufig vor.

AUSGLEICH FÜR DEN PHLEGMATIKER

Aufgrund von zu wenig Wärme und zu viel Feuchtigkeit kommt es beim Phlegmatiker leicht zur übermäßigen Bildung von Schleim – diese führt zu unvollständiger Verwertung der zugeführten Nahrung.

Die Nahrung, die hier guttut, ist eine warme, anregende, trockene bzw. trocknende und leicht verdauliche. Unbedingt achten sollte er auf die zugeführten Mengen – diese sollten keinesfalls zu groß ausfallen. Gebratene und geschmorte sowie pfannengerührte Gerichte bekommen ihm gut. Wärmende Gewürze mit leichter Schärfe, etwas bitterer Geschmack und herbe Geschmäcker werden ihm empfohlen. Hochwertige und von Natur aus süße Lebensmittel wie Wurzelgemüse und reifes Obst sollen künstlicher Süße wie jener aus Industriezucker, Süßstoffen oder weißen Weizenmehlprodukten unbedingt vorgezogen werden.

Meiden sollte der Phlegmatiker Milch und Milchprodukte, da diese selbst eine kühle und feuchte Grundeigenschaft haben, die das Grunddilemma noch verstärken würde. Weiteres sollte er Zitrusfrüchte und Rohkost – v.a. in der kalten Jahreszeit – sowie Schweinefleisch, Wurst, Süßigkeiten, Zucker und zu viel Salz meiden. Auch Tiefkühlkost und kalte Speisen und Getränke tun ihm aufgrund seiner Grundkälte nicht gut.

Therapeutisch besonders wirkungsvoll ist für den Phlegmatiker auch regelmäßige Bewegung, da diese dem Körper am direktesten Wärme zuführt.

DER SANGUINIKER – DAS ELEMENT LUFT

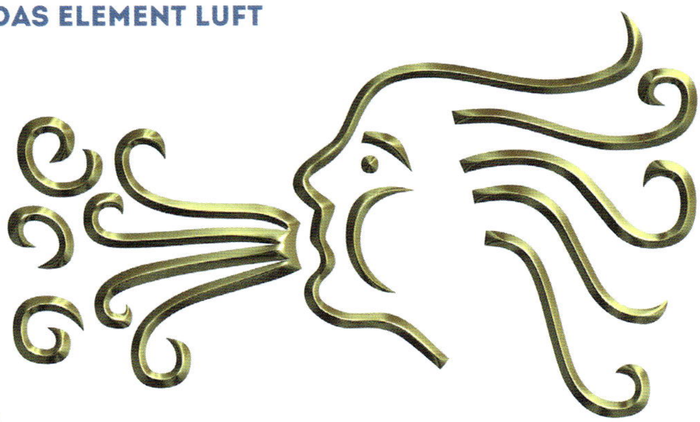

Der Begriff Sanguiniker stammt vom lateinischen Wort „sanguis“ – was auf Deutsch Blut bedeutet.

Das Element Luft wird von den Eigenschaften „warm“ und „feucht“ geprägt. Beide Grundqualitäten sind ausreichend vorhanden. Das Blut gilt in der Humorallehre als der „Kardinalsaft“ – die Assimilationsfähigkeiten des Sanguinikers werden von allen Elementen als am stabilsten und belastbarsten angesehen.

Der Sanguiniker wird als lebensfroh, begeisterungsfähig, optimistisch, interessiert, verspielt, kontaktfreudig, extrovertiert und kreativ beschrieben.

Der Körperbau des Sanguinikers ist wohlproportioniert und eher schlank und weich. Seine Haare sind voll und kräftig und oft, aber nicht immer dunkel. Seine Haut ist rein, meist von zartem Rot bis glänzend weich und aufgrund ausreichender Feuchtigkeit wenig faltig.

Bei Aufregung errötet der Sanguiniker leicht und eine Rotfärbung von Gesicht und Hals wird sichtbar. Er liebt gemäßigtes Klima und hat meist warme, leicht feuchte Hände.

Die gesundheitliche Grundkonstitution des Sanguinikers ist äußerst stabil. Wenn er erkrankt, was selten der Fall ist, neigt er zu akuten und heftigen Symptomen.

AUSGLEICH FÜR DEN SANGUINIKER

Aufgrund seiner glücklichen Grundkonstitution hat der Sanguiniker wenige Einschränkungen, was seine Ernährung betrifft. Er verträgt die meisten Lebensmittel gut und kommt auch mit schwer Verdaulichem wie z.B. Rohkost meist gut zurecht.

Damit sich aber durch eine sehr einseitige Ernährung aus seinem natürlichen Gleichgewicht von Feuchtigkeit und Wärme kein sekundäres Ungleichgewicht bildet, sollte er dennoch eine einseitige, von Extremen geprägte Ernährung meiden. Dünsten, Blanchieren und Dämpfen sind Zubereitungsmethoden, die ihm guttun. Grillen, Frittieren oder Schmoren in viel Alkohol sollte er eher meiden.

Dem Sanguiniker sei jedenfalls eine abwechslungsreiche Ernährung mit vorwiegend biologischen Lebensmitteln und wenig Fleisch empfohlen. Extrem scharfes Essen schadet ihm auf Dauer ebenso wie sehr kalte und feuchte Lebensmittel wie Milch, Zucker und Weißmehlprodukte. All diese Dinge in Maßen stören jedoch kaum sein Gleichgewicht.

DER CHOLERIKER – DAS ELEMENT FEUER

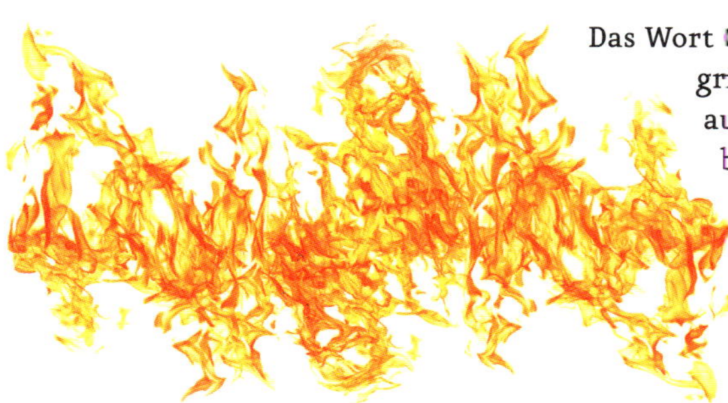

Das Wort Choleriker stammt vom altgriechischen Wort „cholé“, was auf Deutsch so viel wie „Galle“ bedeutet. Die Grundanlage des Cholerikers ist ein Übermaß an Wärme in Kombination mit einem Mangel an Feuchtigkeit. Dadurch sind sämtliche Prozesse von einer erhöhten Dynamik charakterisiert.

Auf körperlicher Ebene führt dies zu kantigen Zügen, wenig Fett- oder Feuchtigkeitsansammlungen, breiten Schultern sowie kräftigen Knochen und einem athletischen Körperbau.

Sein kantiges, oft viereckig anmutendes Gesicht vermittelt Durchsetzungskraft, sein Kinn ist häufig sehr markant und breit, seine Nase groß und knochig. Sein Gesicht ist oft rot, manchmal fleckig, er bekommt rasch einen roten Kopf.

Sein Wesen kann als aktiv, zielstrebig und sehr ehrgeizig beschrieben werden. Entschiedenheit und Willensstärke gehören zu seinen Stärken. Seine Erwartungen an sich und seine Umwelt sind sehr hoch, seine Toleranz lässt dadurch allerdings öfters zu wünschen übrig.

Die unangenehmen Eigenschaften des klassischen Cholerikers sind seine aufbrausende, aggressive und unter Strom stehende Art, die sein Blut im wahrsten Sinn des Wortes leicht zum „Kochen“ bringt. Aufgrund des Feuchtigkeitsmangels fehlt ihm sozusagen sein Kühlsystem. Die enorme Energie kommt leicht so explosionsartig und heftig zum Einsatz, dass sie rasch verpufft und wenig Ausdauer übrig bleibt. Den fehlenden „Lebenssaft“ sucht er auch häufig in aufputschenden Substanzen wie Nikotin, Alkohol oder Kaffee.

Sein Temperaturempfinden ist warm, er friert kaum und ist aufgrund der hohen Hitze gegen niedrige Temperaturen gut gewappnet. Aufgrund der mangelnden Feuchtigkeit tendiert er zu trockener und rauer Haut und trockenen Augen. Er neigt häufig zu einem Überschuss an Magensäure, zu Sodbrennen und Durchfall. Auch Bluthochdruck und Gallenprobleme charakterisieren häufig dieses Temperament. Er isst oft unregelmäßig und kann zu Heißhungerattacken neigen.

Wenn der Choleriker erkrankt, macht sich dies meist durch heftige, akute und hitzige Symptome wie Entzündungen bemerkbar. Oft folgen darauf auch chronische Erkrankungen, da durch die fehlende Feuchtigkeit das Ausheilen der Grundkrankheit erschwert sein kann.

AUSGLEICH FÜR DEN CHOLERIKER

Um auf sein heißes und trockenes Grundtemperament ausgleichend einzuwirken, wird dem Choleriker empfohlen, kühlende, beruhigende und befeuchtende Nahrung zu sich zu nehmen. Zubereitungsmethoden wie Blanchieren, Dämpfen, Dünsten und Kochen sind hier angebracht.

Keinesfalls sollte noch weiter „Öl ins Feuer“ gegossen werden: Thermisch heiße und scharfe Speisen sollte der Choleriker meiden; dazu gehören auch Zubereitungsmethoden wie Grillen, Frittieren und scharfes Anbraten.

Um durch Feuchtigkeit die Hitze in den Griff zu bekommen, werden dem Choleriker u.a. süße Nahrungsmittel empfohlen. Der süße Geschmack harmonisiert und entspannt zudem, und das hat ein Mensch mit diesem Temperament dringend nötig. Auch hier gehen wir wieder von einer gesunden und natürlichen Süße aus, wie sie in Obst, Getreide und Gemüse enthalten ist. Kontraproduktiv sind Industriezucker, künstliche Süßstoffe und industriell hergestellte Süßigkeiten.

Geeignet ist süße und leicht bittere sowie wasserreiche Nahrung wie Suppen, Kompotte und Eintöpfe. Bei Verträglichkeit kann durchaus auch etwas Rohkost (in Maßen) konsumiert werden. Der Choleriker sollte außerdem regelmäßig und ausreichend Flüssigkeit zu sich nehmen und weder zu viel noch zu wenig essen. Fastenkuren tun ihm selten gut. Geeignet ist temperiertes Wasser und ungesüßter bzw. entspannender Kräutertee mit leicht kühlender Tendenz.

DER MELANCHOLIKER – DAS ELEMENT ERDE

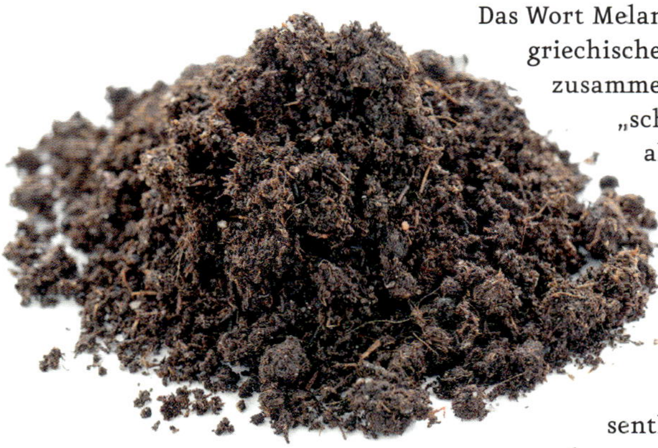

Das Wort Melancholiker setzt sich aus den altgriechischen Wörtern „mélas" und „cholé" zusammen, was auf Deutsch übersetzt „schwarz" und „Galle" bedeutet, also dem vierten Lebenssaft der Humorallehre, der sogenannten „Schwarzgalle", zugeordnet wird.

Dem Melancholiker fehlen sowohl Feuchtigkeit als auch Wärme. Damit werden wesentliche Stoffwechselprozesse nur erschwert ausgeführt.

Die Muskulatur des Melancholikers ist schwach ausgeprägt, er tendiert zu Ausgezehrtheit und Abmagerung, der Körperbau ist hager. Seine Haut ist faltig, rau, trocken und blass, grau oder gelblich. Seine Augen haben oft einen melancholischen, traurigen Ausdruck und sind meist trocken. Er wirkt oft unsicher, ernst, nachdenklich und zweifelnd.

Aufgrund der fehlenden Lebenssäfte und Wärme sind sämtliche Vorgänge verlangsamt und energielos. Der Melancholiker lebt häufig zurückgezogen, er ist sparsam, asketisch und denkt (zu) viel. Mit Veränderungen kann der Melancholiker schlecht umgehen, dazu fehlen ihm Beweglichkeit und Energie.

Er leidet leicht an Verstopfung, Völlegefühl und Blähungen und schläft oft schlecht und unruhig. Er neigt zu depressiver Grundstimmung und der Magen ist häufig ein Schwachpunkt.

Der Melancholiker ist sehr kälteempfindlich, leidet an kalten Händen und Füßen und liebt daher das warme Klima.

AUSGLEICH FÜR DEN MELANCHOLIKER

Dem konstitutionellen Mangel an Feuchtigkeit und Wärme des Erdelements kann mittels mäßig scharfer, bitterer und süßer, vor allem warmer und wärmender Nahrung gegengesteuert werden.

Von Rohkost sollte er ebenso die Finger lassen wie von einem hohen Salzkonsum. Alles, was extrem scharf bzw. heiß ist, wie Frittiertes, Gegrilltes und scharfe Gewürze, trocknet diesen Typus noch mehr aus. Aber auch thermisch Kaltes wie Rohkost oder Gefrorenes sind in seinem Fall kontraproduktiv.

Aufgrund des Fehlens der beiden Grundqualitäten Feuchtigkeit und Wärme ist dieser Typ der herausforderndste in der Ernährungstherapie. Einerseits benötigt er die Säfte spendende Kraft von befeuchtenden Lebensmitteln, andererseits kann er die Feuchtigkeit ja aufgrund der fehlenden Wärme schlecht bis nicht umwandeln. Ein sorgsames Achten auf das Vermeiden von Extremen ist hier besonders wichtig.

Empfohlen werden ihm leicht verdauliche Speisen mit viel nährender Essenz. Gedünstetes, blanchiertes und gekochtes hochwertiges Gemüse, Getreide, Fleisch und Meeresfisch sind eine gute Wahl. Besonders Kürbis und Suppen aus Wurzelgemüse können ihm gute Dienste erweisen. Obstkompotte und warme Getränke, die mit Honig gesüßt werden, tun ihm ebenfalls gut. Auch fallweise ein Glas Bier oder Rotwein – in Maßen! – werden empfohlen.

DIE TEMPERAMENTE IN DEN UNTERSCHIEDLICHEN LEBENSPHASEN

So wie es häufig Mischformen der einzelnen Typen gibt, verändern sich diese durchaus auch in den unterschiedlichen Lebensphasen – hier ein kurzer Überblick über die Grundtendenzen:

Kindheit: Das Feuerelement regiert;
es dominiert das Temperament des Sanguinikers.

Erwachsenenalter: Die Elemente Luft und Wasser überwiegen;
es dominieren Phlegmatiker und Choleriker.

Alter: Das Erdelement regiert; es dominiert das Temperament des Melancholikers.

Somit können auch die Ernährungsempfehlungen den Grundkonstellationen dieser Phasen angepasst werden.

VERÄNDERLICHKEIT DER KONSTITUTION

Ganzheitlichen Systemen gemein ist also die sehr individuelle Betrachtung und Analyse, um herauszufinden, was einem guttut und was jemand braucht, um gesund zu bleiben. Dies kann je nach Konstitution und vorhandenen Ungleichgewichten sehr unterschiedlich sein – was den einen stärkt, kann den anderen krank machen. Hildegard von Bingen wusste das ebenso wie die Gelehrten im alten China und Indien.

Wie bereits vorhin beschrieben ist der Mensch – und die in ihm wirkenden Elemente – keiner Starrheit unterworfen, sondern, ganz im Gegenteil, ständigem Wandel. Daher können Lebensalter, Lebensweise, Ernährung, Bewegung, psychische, geistige und seelische Faktoren, Krankheiten, Klima, Umwelteinflüsse, Arbeitsbedingungen u.v.m. Einfluss auf das vorherrschende Element haben. Es empfiehlt sich daher, sich mit den Grundqualitäten vertraut zu machen und von Zeit zu Zeit zu überprüfen, ob die Glaubenssätze und persönlichen Empfehlungen der aktuellen Lebensrealität entsprechen. In sich hineinzuhören und die nötige Sensibilität zu entwickeln, kann uns in jedem Fall gute Dienste erweisen und zu einem selbstbestimmten und reibungsloseren und damit energievolleren Leben führen.

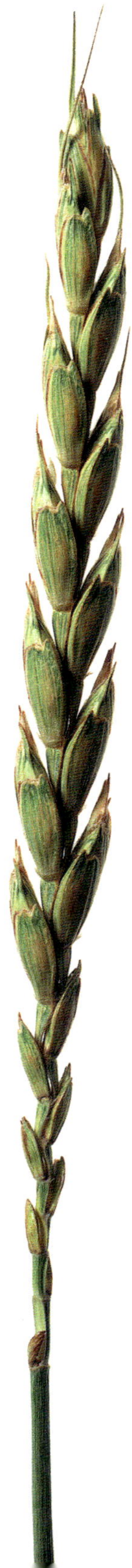

FASTEN NACH HILDEGARD

WENIGER IST MEHR

Das Fasten hat nach Hildegard eine außerordentlich wichtige Bedeutung und ist eine Quelle für lange Gesundheit. Allerdings hat die Benediktinerin keineswegs einen asketischen Zugang gehabt, sondern sah den richtigen Weg auch beim Fasten in der Mitte.

REDUZIEREN ALS HILFREICHER WEG AUS DER ÜBERLASTUNG

Ob wir nun „richtig" fasten, eine abgewandelte Form des Hildegard-Fastens ausprobieren oder uns einfach darauf besinnen, dass weniger oft mehr ist: Über das Ausmaß und die Qualität unserer täglich zugeführten Nahrung nachzudenken und ein paar Dinge zu verändern, tut uns sicherlich gut!

Hildegard hatte – wie bereits mehrfach erwähnt – stets das „rechte Maß" im Blick und empfahl, die Extreme zu meiden: Denn bereits damals war ein Zuviel des Guten in manchen Gesellschaftsschichten oft die Wurzel so mancher Krankheit. Gerade die unmäßige Völlerei hat Hildegard immer wieder als Ursache körperlicher Beschwerden entlarvt.

Ein Geheimnis, lange bei guter Gesundheit zu bleiben, lag in ihrer – der benediktinischen Tradition folgenden – Empfehlung, nicht bis zur Sättigung zu essen. Diese einfache und sehr alte Regel haben viele Jahrhunderte später bildhübsche Königinnen als Ursache für ihre Schönheit, Schlankheit und Gesundheit bis ins hohe Alter angegeben.

Hildegard von Bingen hielt jedoch nichts von unregelmäßigem und konzeptlosem Fasten. In ihren Schriften rät sie Kranken und Schwachen von Fastenkuren ab – und bestätigt somit auch andere ganzheitliche und schulmedizinische Meinungen zu dieser Thematik.

> *„Kinder, Schwangere, Stillende, schwer Kranke und sehr schwache oder alte Menschen sollen nicht fasten!"*

Wer aber bei guter Gesundheit ist, dem kann eine phasenweise Askese dazu verhelfen, Giftstoffe loszuwerden und neue Kraft zu tanken, so Hildegards Devise.

Fasten wird in der Hildegard-Medizin auch als wichtiger Eckpfeiler der Gesunderhaltung gesehen. Der seelische Aspekt, die Einkehr und Zuwendung zu einer göttlichen Kraft, steht damit stets in engem Zusammenhang. Selbsterkenntnis und meditative Übungen sollten den Fastenprozess nach Hildegard unbedingt begleiten.

Wir möchten hier nun einige Sonderformen des Hildegard-Fastens vorstellen.

DINKEL-OBST-GEMÜSE-FASTEN

Wer nicht gleich zur Gänze auf feste Nahrung verzichten möchte, kann mit einer Dinkel-Fastenkur seinem Körper für ein paar Tage etwas Gutes tun. Bei dieser einfachen „Einsteiger"-Fastenform wird auf Fleisch und tierische Fette verzichtet. Dinkel in allen Varianten wird mit Gemüse und Obst kombiniert. Im Rezeptteil finden Sie eine Reihe von Rezepten, die für diese Form des Fastens oder Reduzierens geeignet sind, wie z.B. „Schneller Rettichsalat mit Galgant" (S. 89), „Warmer Karotten-Fenchel-Salat mit Petersilie und Mandeln" (S. 90), „Schnelle Energiehörnchen" (S. 120), „Muntermacher-Habermus mit Birnen und Mandeln" (S. 66), „Dinkel-Congee-Variationen" (S. 68). Alle fleischlosen Rezepte haben wir mit der Kennzeichnung „vegetarisch" oder „vegan" versehen, um Ihnen die Auswahl zu erleichtern.

Das Dinkel-Obst-Gemüse-Fasten kann ein guter Einstieg für eine dauerhafte Ernährungsumstellung sein. Die Reduktion von Fleisch und der regelmäßige Konsum von Dinkel, frischem Obst und Gemüse ist eine gute Basis für eine gesunde Ernährung nach Hildegard.

DINKEL-REDUKTIONSKOST

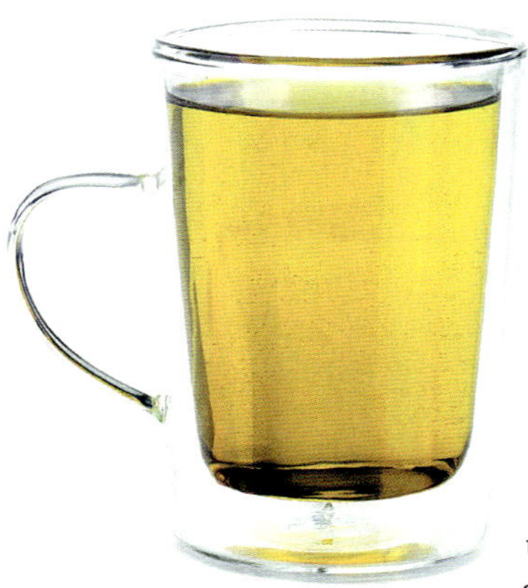

Eine interessante Sonderform des Hildegard-Fastens ist die Dinkel-Reduktionskost. Dabei wird jeden zweiten Tag ausschließlich Dinkelbrot (z.B. „Schlichtes Dinkel-Leichtbrot", S. 122) gegessen (dreimal täglich ganz langsam gekaut bis zur Sättigung) und Fencheltee getrunken. Als Alternative zum Dinkelbrot ist auch „Würziger Römersalat mit Mandelöl-Dille-Vinaigrette" erlaubt (S. 121). An den anderen Tagen wird eine Dinkel-Obst-Gemüse-Diät wie oben beschrieben eingehalten. An den Tagen, an denen nur Salat oder Brot gegessen wird, wird der Körper entgiftet und entlastet. Dennoch entsteht kein Hungergefühl. Diese Fastenform wird bei Übergewicht, Bluthochdruck und diversen Stoffwechselstörungen gerne zum Einsatz gebracht. Sie wird über mehrere Monate empfohlen.

DINKEL-BROTFASTEN

Dinkel-Brotfasten wird mit Dinkelweißbrot oder Dinkelmischbrot empfohlen. Laut Hildegard-Expertinnen und -Experten enthält Dinkelmehl, auch wenn es ausgemahlen ist, eine hohe Nährstoffdichte, da das Korn anders aufgebaut ist als beispielsweise das Weizenkorn. Dinkelvollkornbrot ist für diesen Fastenprozess zu schwer verdaulich.

Besonders bekömmlich ist es, wenn Sie Ihr Dinkelbrot selbst backen! Damit gehen Sie auch sicher, dass keine künstlichen Zusatzmittel enthalten sind. Das Rezept finden Sie auf S. 122.

Beim Dinkel-Brotfasten werden ausschließlich folgende Speisen gegessen: Dinkelbrot (in der Früh, mittags, abends), Dinkel-Kopfsalat (mittags), z.B. „Würziger Römersalat mit Mandelöl-Dille-Vinaigrette“ (S. 121), Dinkelgrießsuppe (abends) (S. 117).

Nach der Typenlehre sollten vor allem übergewichtigen Menschen und Menschen mit Verdauungsproblemen statt dem reinen Brotfasten zu Mittag einen Dinkel-Römersalat und am Abend eine Dinkelgrießsuppe essen.

SUPPENFASTEN

Eine weitere Abwandlung und Sonderform des Fastens ist das Suppenfasten. Hier können sämtliche von Hildegard empfohlenen Gemüse- und Fleischsorten mit Dinkel und Gewürzen in Form von Suppen gegessen werden. Gerade für Menschen, denen es an Feuchtigkeit mangelt, wie zum Beispiel dem cholerischen und dem melancholischen Typ, ist diese sanfte Fastenform wohl besser als klassische und trocknende Formen.

Auch an einzelnen Entlastungstagen zwischendurch kann uns das Suppenfasten sehr guttun!

KLASSISCHES HEILFASTEN NACH HILDEGARD

Wer sich nun an das klassische Hildegard-Fasten heranwagen möchte, sollte sich vorerst darüber klarwerden, ob er überhaupt der geeignete Typ ist, dem klassisches Fasten guttut. Wie bereits oben erwähnt, hat Hildegard das Fasten nicht für jedermann und -frau empfohlen. Hier nochmals zur Erinnerung:

Psychisch geschwächte Menschen, Menschen nach oder mit schweren bzw. akuten Erkrankungen, Schwangere, Stillende, Kinder und alte Menschen sollten keineswegs fasten. Auch allzu hochmütigen Menschen hat Hildegard empfohlen, ihren Hochmut durch das Fasten nicht noch weiter in die Höhe zu treiben ...

Es gibt eine Reihe von Fastenärztinnen und -ärzten, professionellen Fastenbegleiterinnen und -begleitern und begleitete Fastenkuren, die in Gruppen stattfinden. Eine Unterstützung bzw. Begleitung ist – vor allem bei der ersten Fastenkur – empfehlenswert und hilfreich.

FASTENZEIT

Hildegard schlägt eine Fastenzeit von sechs bis zehn Tagen vor. In dieser Zeit wird auf feste Nahrung verzichtet, viel getrunken und zweimal täglich eine Fastensuppe genossen. Die Fastenphase wird von einigen Entlastungstagen vorbereitet und mit einem schonenden und langsamen Aufbauprogramm zu Ende gebracht. Klassisches Fasten nach Hildegard passiert in vier Stufen.

ENTLASTUNGSTAGE

Drei bis vier Tage, bevor es mit dem richtigen Fasten losgeht, wird der Körper langsam und schonend vorbereitet. Dazu werden leichte und verträgliche Lebensmittel gegessen und die Menge der zugeführten Nahrung wird allmählich reduziert. Gut geeignet für die Entlastungstage sind Obst und Gemüse, am besten gedämpft oder gedünstet, Dinkelgerichte, klare Suppen und viel Tee und Wasser.

Vermeiden sollten Sie in dieser Zeit Fleisch, Fisch, Geflügel, Milchprodukte sowie Alkohol und Kaffee.

DARMENTLEERUNG

Dieser Abschnitt des Hildegard-Fastens steht im Zeichen der Darmentleerung. Dafür empfiehlt die Hildegard-Medizin die sogenannten Ingwer-Abführkekse. Diese werden aus Dinkelmehl, Zitwer (eine Wurzel aus der Familie der Ingwergewächse), Süßholz und Wolfsmilchsaft zubereitet. Sie sind in Apotheken und Reformhäusern mit Hildegard-Sortiment erhältlich. Ingwer-Abführkekse sind scharf und werden in der Früh noch vor dem Aufstehen langsam im Mund aufgelöst.

Manche Fastenexpertinnen und -experten empfehlen die etwas radikalere Form mit lauwarmem Wasser und Glaubersalz bzw. die Anwendung von Klistieren und Einläufen, um den Darm vor dem Fasten entsprechend zu reinigen.

BIRNBREI ZUR AUSLEITUNG

Zur Ausleitung beim Hildegard-Fasten wird der sogenannte „Birnbrei" empfohlen. Dazu werden 1 kg Birnen entsteint, in Stücke geschnitten, gekocht und anschließend püriert. 35 g Birnbreipulver (in Hildegard-Apotheken erhältlich) und 150 g Honig werden gemischt, leicht erwärmt und mit dem Birnenmus vermischt.

Birnbrei wird bei Kopfschmerzen, Darmträgheit und Rheuma empfohlen. Davon abgeraten wird jenen Menschen, die an Diabetes erkrankt sind oder gerade eine Krebserkrankung hinter sich haben.

Der Birnbrei wird bereits in den Entlastungstagen eingenommen, und zwar in der Früh nüchtern und vor dem Schlafengehen – jeweils ein Kaffeelöffel. Laut Hildegard werden damit die krankmachenden Säfte aus dem Körper geleitet und die guten Säfte im Körper behalten.

FASTENZEITEN

Während der Fastenzeit werden ausschließlich Fastengetränke bzw. Suppen, Dinkelkaffee und Tees konsumiert. Es wird empfohlen, in der Früh nur Tee oder Dinkelkaffee zu trinken. Zu Mittag und am Abend werden Dinkel-, Gemüse- und klare Suppen gegessen. Im Rezeptteil finden Sie ein Beispiel für eine Hildegard-Fastensuppe („Puristische Fastensuppe", S. 116).

In Reformhäusern und Bioläden gibt es auch in hochwertiger Qualität bereits fertige Suppen für das Hildegard-Fasten!

VIEL TRINKEN!

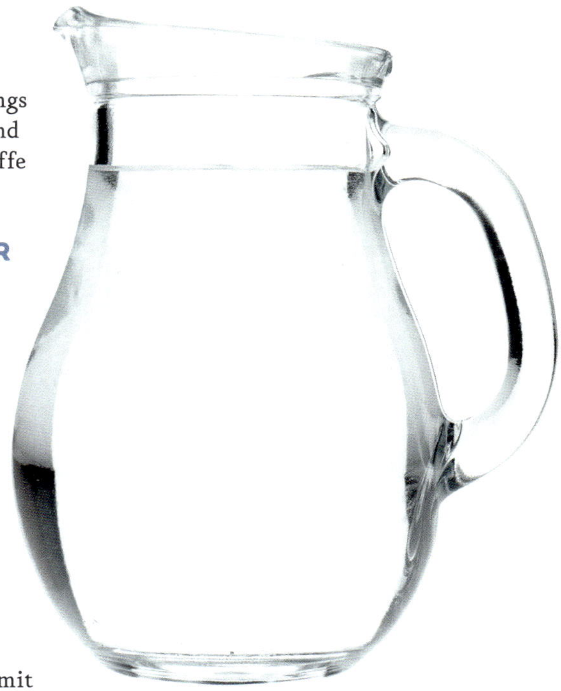

Während des Fastens ist es wichtig, viel zu trinken! Zum einen benötigt der anfangs oft schwache Kreislauf viel Flüssigkeit und zum anderen müssen die gelösten Giftstoffe ausgeschwemmt werden.

DAS BESTE GETRÄNK IST WASSER

Das wichtigste Fastengetränk ist heißes bzw. gekochtes, temperiertes Wasser. Keinesfalls sollten Sie eiskaltes Wasser trinken. Weder beim Fasten noch zu anderen Zeiten. Auch wenn die Temperaturen im Sommer auf schwindelerregende Höhen steigen, sollten Sie eiskalte – oder gar mit Eiswürfeln versetzte Getränke – meiden!

KRISTALLWASSER

Hildegard von Bingen hat sich auch viel mit der spezifischen Wirkung von Mineralien beschäftigt. Von Hildegard-Therapeutinnen und -therapeuten wird daher gerne das sogenannte „Kristallwasser" empfohlen: Dazu werden je nach gewünschter Wirkung unterschiedliche Steine (Mineralien) in Wasser eingelegt und 24 Stunden in der Sonne „aufgeladen" – dieses energetisierte Wasser wird dann getrunken. Hildegard beschreibt in ihren Werken 24 Steine und ihre Wirkung.

Für die Fastenzeit werden im Besonderen empfohlen:

Bergkristall: zur Unterstützung des Stoffwechsels und der Drüsenleistung

Chalzedon: zum Ausgleich für den Hormonhaushalt und bei emotionalen Problemen

Chrysopras: zum Ausleiten von Giftstoffen

FASTENTEES

Aber auch diverse Tees eignen sich für die nötige Flüssigkeitszufuhr während des Hildegard-Fastens.

Fencheltee: Fenchelkörner mit heißem Wasser übergießen bzw. darin kurz aufkochen, wenige Minuten ziehen lassen und abseihen.

Kümmeltee: Kümmelsamen mit heißem Wasser übergießen bzw. darin kurz aufkochen, wenige Minuten ziehen lassen und abseihen.

Anistee: Anissamen mit heißem Wasser übergießen bzw. darin kurz aufkochen, wenige Minuten ziehen lassen und abseihen.

BERUHIGENDE UND ENTSPANNENDE TEES

Um den Körper und den Geist zur Ruhe zu bringen, können u.a. folgende Tees getrunken werden: Rosenblüten-, Lavendelblüten-, Melissen- und Johanniskraut-Tee.

Die Aromen in den Blüten sind sehr flüchtig, daher die Blüten nur kurz mit heißem Wasser überbrühen, aber nicht kochen.

Hildegard empfiehlt auch gerne die Krauseminze, die einerseits als erfrischender Tee getrunken werden kann, andererseits als Gewürz aromatischen Speisen eine interessante Note gibt. Gerade Magen und Darm ist sie eine gute Helferin und hilft der Verdauung leicht auf die Sprünge.

DINKELKAFFEE

Dinkelkaffee ist ein in der Hildegard-Medizin verwendetes Getränk, das auch während der Fastenphase gerne zum Einsatz kommt. Anders als herkömmlicher Kaffee enthält Dinkelkaffee kein Koffein und reizt daher auch nicht die Magenschleimhäute.

Dinkelkaffee ist in Instant-Form in Reformhäusern erhältlich und muss nur mit heißem Wasser aufgegossen werden.

Wer sich während einer Hildegard-Fastenkur mit Dinkelkaffee anfreundet, kann diese Gewohnheit vielleicht ja auch in den weiteren Alltag mitnehmen und zumindest einen Teil des Bohnenkaffeekonsums damit ersetzen.

HERZWEIN BEI KREISLAUFPROBLEMEN WÄHREND DES FASTENS

Dazu braucht man einen Bund Petersilie, einen Liter trockenen Bio-Weißwein, 1 bis 2 Esslöffel Weißweinessig und 250 g Honig. Die Petersilie im Wein aufkochen, anschließend einen Spritzer Essig beifügen, etwas abkühlen und den Honig einrühren. Davon empfiehlt Hildegard täglich zwei- bis dreimal ein Likörglas zu trinken.

GELÖSCHTER WEIN

Wer beim Fasten unter Blutdruckproblemen, emotionalen Verstimmungen oder Kopfschmerzen leidet, dem sei Hildegards „gelöschter Wein“ empfohlen. Dazu werden pro Portion 50 ml Weiß- oder Rotwein erhitzt und kurz vor dem Kochen mit 25 ml kaltem und frischem Wasser „gelöscht“. Dieser Wein wird warm getrunken.

AUFBAUTAGE

Mindestens so wichtig wie der langsame Einstieg ins Fasten ist auch die achtsame und bedächtige Rückkehr nach dem Fasten beim sogenannten „Fastenbrechen“. Um den Organismus nicht zu überfordern, ist ein schrittweiser Aufbau einer gesunden Basiskost erforderlich.

Die ersten beiden Tage sollten nur sehr leicht verdauliche Speisen wie gekochtes oder gedämpftes Obst und Gemüse oder Suppen und Breie – und davon sehr kleine Portionen – gegessen werden. Fleisch, Käse und tierische Produkte sollten nur ganz langsam und reduziert wieder in den täglichen Speiseplan aufgenommen werden.

AUSZEIT FÜR KÖRPER UND SEELE

Wenn Sie sich wirklich etwas Gutes tun wollen, sollten Sie in der Fastenzeit möglichst nicht Ihren gewohnten Tätigkeiten nachgehen. Also im besten Fall Urlaub machen, Kinder ausquartieren oder überhaupt Ihre Koffer packen und sich ein paar Tage in ein Fastenhotel, ein Kloster oder Ähnliches zurückziehen.

ZEIT FÜR MEDITATION UND KONTEMPLATION EINPLANEN

Fasten kann bedeuten, dem gesamten System eine Verschnaufpause zu gönnen, leer zu werden, Überflüssiges und Krankmachendes zu entsorgen. Auch auf geistiger Ebene ist dies empfehlenswert.

Versorgen Sie sich für Ihre Fastentage mit Meditationsmatte, Meditationsanleitungen, ruhiger Musik zur Entspannung und guter, passender Lektüre. Je nach Geschmack und persönlicher Vorliebe können dies spirituelle Werke, Gebete, lyrische Gedichte oder Anleitungen zur progressiven Muskelentspannung, Yoga oder andere Techniken sein. Wenn Sie die Chance haben, an geführten Meditationen teilzunehmen, nutzen Sie diese.

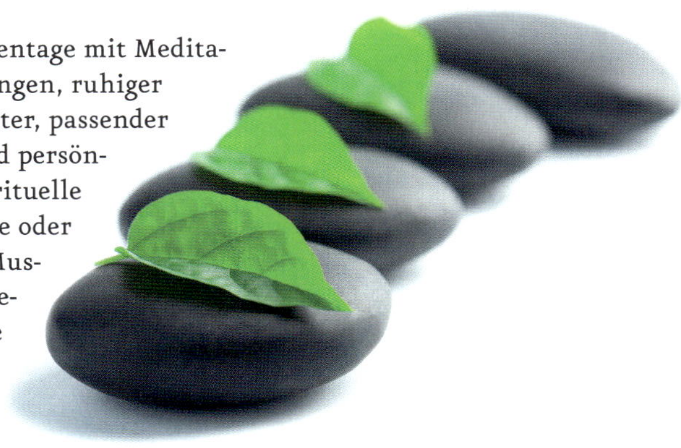

GRÜNKRAFT TANKEN

Hildegard von Bingen spricht häufig von der sogenannten „Grünkraft“, die in der Natur steckt. Diese können wir uns zunutze machen, wenn wir uns so viel wie möglich in der Natur bewegen.

Die Farbe Grün und die Kraft der Pflanzen aufzunehmen, kann uns während der Fastenzeit besonders guttun. Spazieren Sie durch Wälder und Wiesen, nehmen Sie Kontakt mit Bäumen und Blumen auf. Lassen Sie sich von der „Grünkraft“ auftanken!

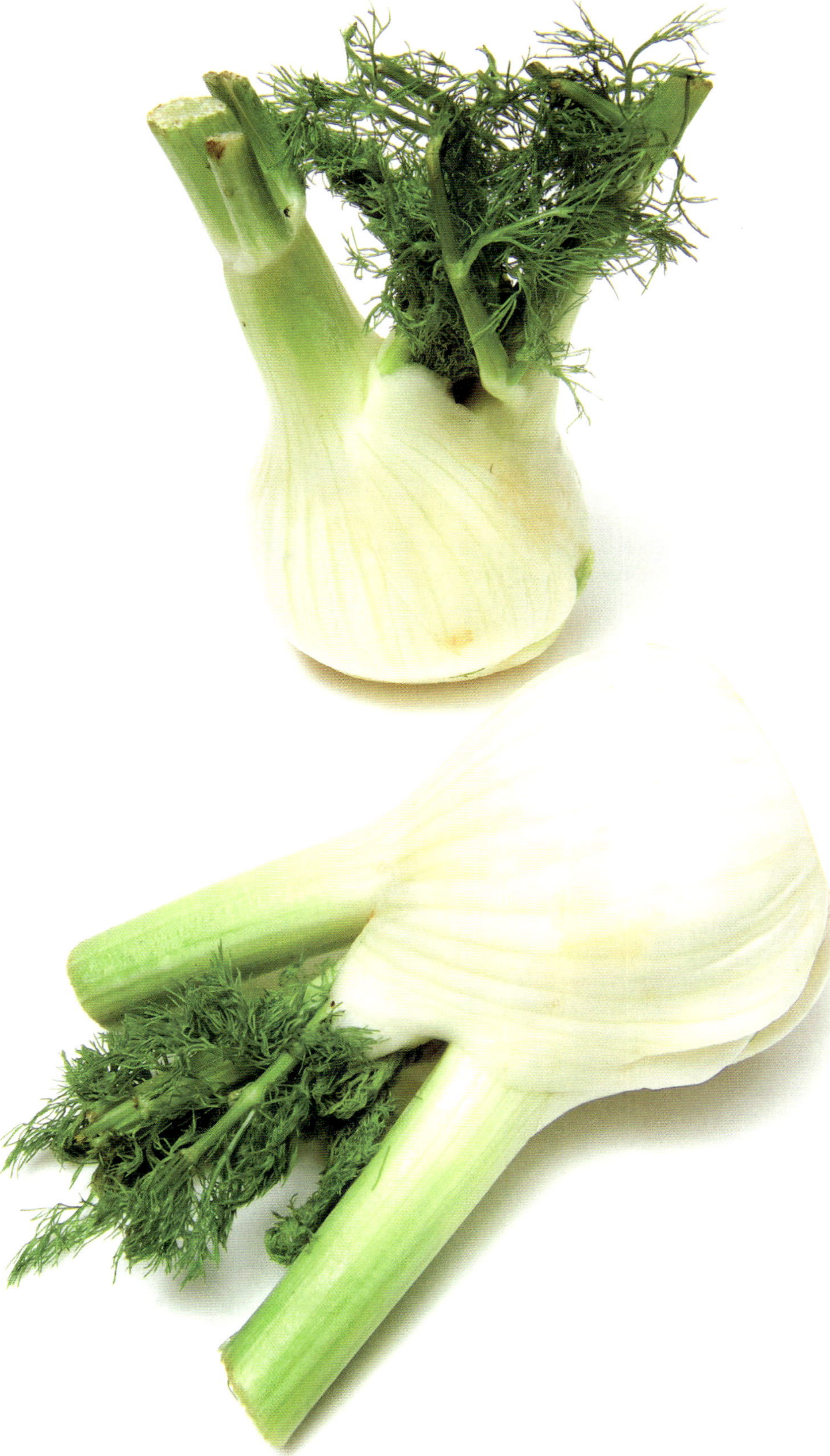

NAHRUNGS-MITTEL ALS HEILMITTEL

ERNÄHRUNG NACH HILDEGARD VON BINGEN

„Lass Nahrung deine Medizin und Medizin deine Nahrung sein." (Hippokrates von Kos)

Ganz in der Tradition der wichtigsten Heiler und Ärzte sah auch Hildegard Nahrungsmittel als Heilmittel und Heilmittel als Nahrungsmittel an.

Einer Vielzahl der damals üblichen Lebensmittel hat sie unterschiedliche Eigenschaften zugeordnet und sie daher unterschiedlichen Menschen empfohlen oder ihnen eben davon abgeraten.

Eine Reihe von Lebensmitteln kommt aufgrund der ihnen zugeschriebenen positiven Eigenschaften in der Hildegard-Küche immer wieder vor. Hildegard nennt dies die „Subtilität", was wir als die „innewohnende Heilkraft" übersetzen können.

Hildegard unterscheidet bei der Bekömmlichkeit der unterschiedlichen Lebensmittel häufig danach, ob der Mensch gesund oder krank ist. Von ihr können wir hilfreiche Informationen erhalten, wann uns ein bestimmtes Essen guttut und welche Lebensmittel für welche Menschen oder Konstitutionen mehr Schaden anrichten als nutzen.

Wir wollen in Folge die gängigsten Lebensmittel der Hildegard-Küche vorstellen und auch mit Wissenswertem aus unserer Zeit oder anderen Heiltraditionen ergänzen.

DINKEL

Dinkel ist DER Grundpfeiler der Hildegard-Küche.

„Der Dinkel ist das beste Getreide und er ist warm und fett und kräftig und er ist milder als andere Getreidearten und er bereitet dem, der ihn isst, rechtes Fleisch und rechtes Blut und er macht frohen Sinn und Freude im Gemüt des Menschen. …Und wenn einer so krank ist, dass er vor Krankheit nicht essen kann, dann nimm die ganzen Körner des Dinkels und koche sie in Wasser unter Beigabe von Fett oder Eidotter, so dass man ihn wegen des besseren Geschmacks gern essen

kann, und gib das dem Kranken zu essen und es heilt ihn innerlich wie eine gute Salbe", schreibt Hildegard in ihrer „Physica".

Dinkel ist ein sehr anspruchsloses Getreide und wächst daher auch in klimatisch raueren Gegenden und auf kargen Böden. Er benötigt kaum Düngung und ist aus diesem Grund in der biologischen Landwirtschaft besonders beliebt. Dinkel wird heute wieder vermehrt in der Schweiz, in Schwaben, im österreichischen Alpenraum und im Waldviertel angebaut.

Dinkel ist ein preiswertes Getreide, das mit einem hohen Eiweißanteil aufwarten kann. Dieser liegt bei rund 15 %. Daher eignet sich dieses schmackhafte Getreide für eine fleischarme oder fleischlose Kost besonders gut.

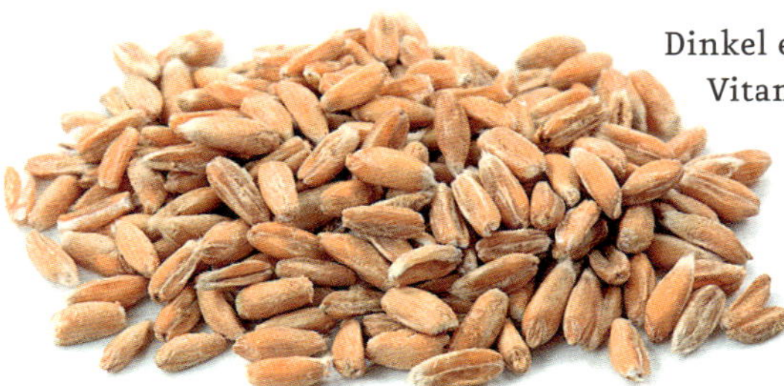

Dinkel enthält jede Menge Ballaststoffe, Vitamine und Spurenelemente, besonders Magnesium, und wertvolle, komplexe Kohlenhydrate. Auch die Zusammensetzung seiner Fettsäuren macht den Dinkel zu einem besonders wertvollen Getreide. In der Naturheilkunde wird dem Dinkel auch eine gute Wirkung bei Neurodermitis zugeschrieben.

DINKELREIS

Neben den ganzen Körnern oder Dinkelmehl stellt der „Dinkelreis" eine gute und rasch zu verarbeitende Form für eine moderne Hildegard-Küche dar, vor allem wenn man nicht viel Zeit hat. Als Dinkelreis werden entspelzte und geschliffene Dinkelkörner bezeichnet, die aufgrund dieser Aufbereitung eine wesentlich geringere Garzeit aufweisen. Auch wir haben in den Rezeptteil ein paar Rezepte mit der „schnellen" Dinkelvariante aufgenommen.

FENCHEL

Hildegard von Bingen hat den Fenchel als Lebensmittel gepriesen, das Menschen fröhlich macht, wärmt und eine gute Verdauung bewirkt:

„Der Fenchel hat angenehme Wärme und ist weder von trockener noch von kalter Natur. Wenn man ihn roh isst, schadet er dem Menschen nicht. Und wie auch immer er gegessen wird, macht der den Menschen fröhlich und vermittelt ihm angenehme Wärme und guten Schweiß, und der verursacht gute Verdauung. Auch sein Same ist von warmer Natur und nützlich für die Gesundheit des Menschen … Denn wer Fenchel oder seinen Samen täglich nüchtern isst, der vermindert den üblen Schleim oder die Fäulnisse in ihm und er unterdrückt den üblen Geruch seines Atems und der bringt seine Augen zu klarem Sehen. (…) Sogar ein Mensch, den die Melancholie plagt, zerstoße Fenchel zu Saft und er salbe oft Stirn, Schläfen, Brust und Magen, und die Melancholie in ihm wird weichen. Aber wenn jemand gebratenes Fleisch oder gebratene Fische oder etwas anderes Gebratenes gegessen hat und davon Schmerzen leidet, dann esse er alsdann Fenchel oder seinen Samen, und es wird weniger schmerzen …", so die Äbtissin über ihr Lieblingsgemüse.

Fenchel ist in unseren Breiten wohl hauptsächlich für seine verdauungsfördernde und blähungswidrige Wirkung bekannt. Jeder blähende Babybauch wird mit Fencheltee behandelt.

Fenchel gehört zu den Doldenblütlern und wird als Gemüse-, Gewürz- und Heilpflanze allerorts seit Jahrhunderten gerne verwendet. Sowohl als Gemüse als auch als Gewürz wirkt er karminativ (blähungstreibend), krampflösend, verdauungsfördernd, harntreibend und leicht antiseptisch.

Auch im Ayurveda und der TCM wird der Fenchel als thermisch warm eingestuft und häufig bei Kältesymptomen zum Einsatz gebracht. Bauchschmerzen, Spannungsgefühle im Unterbauch, Aufstoßen und Erbrechen sowie verminderter Appetit werden hier mit Fenchel behandelt.

2009 wurde Fenchel in Deutschland zur „Arzneipflanze des Jahres" gekürt. Der typische Geschmack ist dem reichlich enthaltenen ätherischen Öl Anethol zu verdanken. Fenchel ist zudem ein hervorragendes Mittel gegen schlechten Atem. Auch in Indien werden Fenchelsamen nach dem Essen gerne als „Munderfrischer" gekaut.

In der Küche harmonieren sowohl Fenchelknolle als auch Fenchelsamen besonders gut mit Fisch. Aber auch Brot oder Gemüseeintöpfe bekommen durch die Beigabe von Fenchelsamen eine interessante süßliche Note.

MARONI

Maroni oder Edelkastanien sind ein fixer Bestandteil der Hildegard-Küche.

„Der Kastanienbaum ist sehr warm, hat aber doch große Kraft, die der Wärme beigemischt ist, und bezeichnet die Weisheit ... Und was in ihm ist und auch seine Frucht ist sehr nützlich gegen jede Schwäche, die im Menschen ist", postuliert Hildegard zum Thema Maroni. Sie empfiehlt Maroni Menschen, die unter Traurigkeit leiden, jenen mit Herz- und Leberschmerzen und zur Stärkung von Milz und Magen.

Die Maroni ist botanisch eine Nuss, enthält aber im Gegensatz zu anderen Nüssen sehr wenig Fett. Der Kohlenhydrat- und Ballaststoffanteil ist hingegen sehr hoch, was unter anderem für die Darmgesundheit vorteilhaft ist. Esskastanien enthalten wertvolle Gerbstoffe (Tannine) und Bioflavonoide. Ihre komplexen Kohlenhydrate wirken sich äußerst positiv auf das Wachstum der Darmflora aus. Sie können zudem mit wertvollen Spurenelementen und einer ganzen Latte an Vitaminen aufwarten.

Maroni sind sehr kalorienreich und daher sehr sättigend und nährend. Sie werden in der Naturheilkunde gerne bei schwer auszehrenden Krankheiten verordnet.

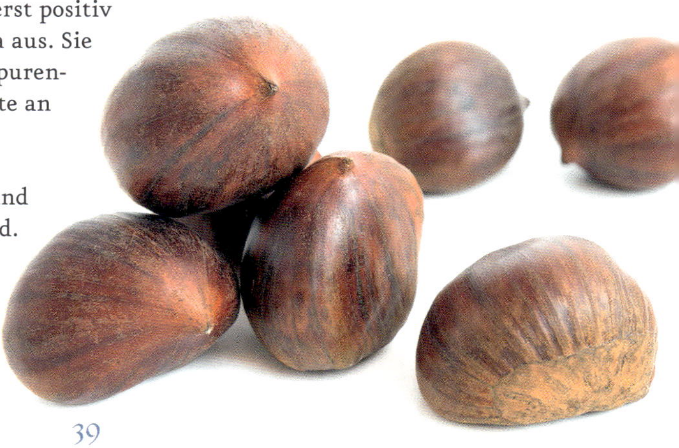

Getrocknet werden Maroni auch zu Mehl vermahlen – dieses Mehl ist glutenfrei und kann daher bei Zöliakie und Glutenunverträglichkeit eine schmackhafte Alternative darstellen.

QUITTEN

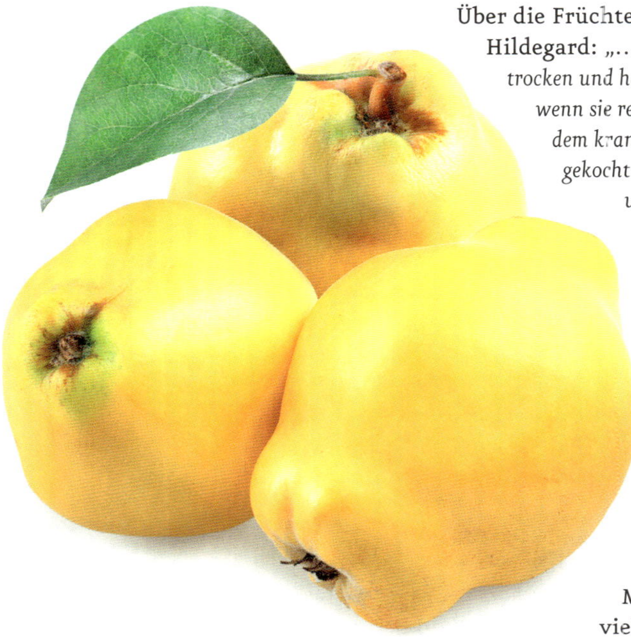

Über die Früchte des Quittenbaums schreibt Hildegard: „... *und seine Frucht ist warm und trocken und hat eine gute Mischung in sich. Und wenn sie reif ist, schadet sie roh genossen weder dem kranken noch gesunden Menschen, aber gekocht oder gebraten ist sie dem Kranken und dem Gesunden sehr bekömmlich.*" Sie empfiehlt die Quitte bei Gicht – und Menschen, die viel Speichel auswerfen. Außerdem rät sie, die gekochte oder gebratene Frucht auf Geschwüre oder Übelriechendes aufzulegen.

Auch aus moderner Sicht hat die Quitte einiges zu bieten: Sie enthält u.a. Kalium, Zink, Eisen, Kupfer, Mangan und Vitamin C sowie viel Pektin und Schleimstoffe.

Die im deutschsprachigen Raum heutzutage kultivierten Sorten sind übrigens nicht für den rohen Verzehr geeignet, sie sind hart und enthalten bittere Gerbstoffe. Vor dem Verarbeiten muss der pelzige Flaum auf der Schale – am besten mit einem groben Tuch – gut abgerieben werden. Die Früchte können dann im Anschluss mit oder ohne Schale verkocht werden.

RETTICH

„*Der Rettich ist mehr warm als kalt ... Und gegessen reinigt er das Gehirn und vermindert die schädlichen Säfte der Eingeweide ... Denn wenn ein starker und fetter Mensch Rettich isst, heilt er ihn und reinigt ihn innerlich ...*", schreibt Hildegard über den Rettich.

Rettich wirkt auch aus moderner Sicht verdauungsfördernd und regt den Gallenfluss an. Ein wertvoller Mix an Inhaltsstoffen wie u.a. Vitamin C, Kalium, Eisen, Magnesium, Senfölglycoside und Bitterstoffe machen ihn zu einem wertvollen Gut auf dem Teller.

Zudem verfügt Rettich über antibiotische Eigenschaften. Auch in der chinesischen Ernährungslehre ist er ein fixer Bestandteil, der u.a. bei Verdauungsblockaden, Bauchschmerzen, Durchfall, Übelkeit, aber auch bei Husten und Halsschmerzen zum Einsatz kommt.

BOHNEN

„Die Bohne ist warm und für gesunde und starke Menschen ist sie gut zu essen und sie ist besser als die Erbse …“, schreibt Hildegard über die nahrhafte Hülsenfrucht.

Bohnen haben einen sehr hohen Eiweißgehalt und sind daher für Menschen, die wenig oder kein Fleisch essen, ein wertvolles Lebensmittel. Bohnen enthalten viele Ballaststoffe, die für eine gute Verdauung sorgen. Sie sind außerdem gute Folsäurelieferanten, wertvolle Quellen für Niacin und Pantothensäure, was unserer Haut einen guten Dienst erweisen kann.

Regelmäßiger Bohnenkonsum kann zudem helfen, den Cholesterinspiegel zu reduzieren. Auch Darmerkrankungen und Verstopfung kann hier vorgebeugt werden. Der geringe Natrium- und hohe Kaliumgehalt macht Bohnen aus moderner Sicht außerdem zu einem wertvollen Lebensmittel für Menschen mit Bluthochdruck.

Achtung! Bohnen dürfen nicht roh gegessen werden, da die reichlich enthaltene Stickstoffverbindung Phasin enthalten ist, die zu Vergiftungserscheinungen führen kann. Zudem sollten Menschen, die unter Gicht leiden und zu einem hohen Harnsäurespiegel neigen, auf Bohnen verzichten, da der hohe Puringehalt diese Beschwerden verschlimmern kann.

KICHERERBSEN

„Die Kichererbse ist warm und angenehm und leicht zu essen und sie vermehrt dem, der sie isst, nicht die üblen Säfte.“ Neben der Eigenschaft als allgemein gut verträgliche Kost lobt Hildegard gebratene Kichererbse zudem als Mittel gegen Fieber. Auch Hieronymus Bock – ein deutscher Botaniker des 16. Jahrhunderts – empfahl die Kichererbse bereits als Medizin.

Kichererbsen haben – wie Bohnen – einen hohen Eiweißgehalt, nämlich rund 20 %, zudem jede Menge Ballaststoffe sowie die Vitamine B_1, B_6, Folsäure, Magnesium, Eisen und Zink.

DATTELN

Hildegard schreibt über die Dattelpalme und deren Frucht: *„… wenn jemand die Frucht dieses Baumes kocht und isst, verschafft sie seinem Leib beinahe so viel Kraft wie das Brot …“* Aufgrund der befeuchtenden und nahrhaften Qualität empfiehlt sie allerdings, die Dattel nur in Maßen zu verzehren.

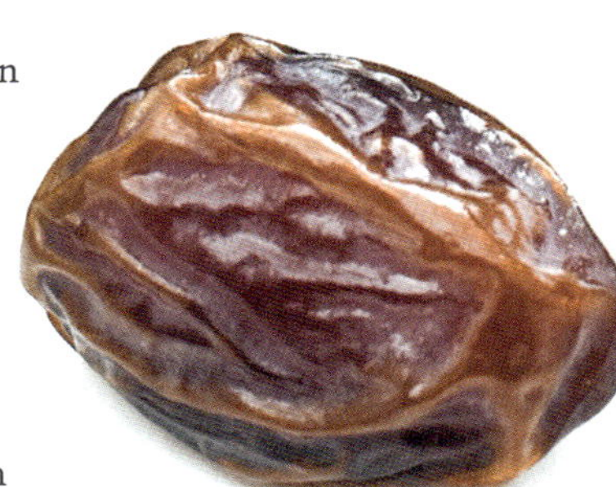

Die gesunde Kalorienbombe, die auch „das Brot der Wüste“ genannt wird, hat einen enorm hohen Mineralstoffgehalt – sie enthält Kalium, Kalzium, Magnesium, Eisen und Phosphor sowie die Vitamine A, B_1, B_2, B_6, Niacin und Folsäure.

REH

„Das Reh ist gemäßigt und sanft und hat eine reine Natur … und so verbraucht es gutes und gesundes Futter … Und sein Fleisch ist für gesunde und kranke Menschen gut", schreibt Hildegard über das Rehfleisch und seine positive Wirkung auf unsere Gesundheit. Es reinigt den Menschen von Schleim und Unrat.

Wildfleisch ist auch aus moderner Sicht eine der gesündesten Fleischsorten. Es ist mager, kalorienarm und enthält jede Menge B-Vitamine, ungesättigte Fettsäuren sowie Eisen, Zink und Selen.

Wenn Sie die Wahl haben, sollten Sie das Fleisch von wildlebenden Tieren jenem aus Gatterhaltung den Vorzug geben. Wichtig ist, dass das Fleisch frisch ist und dass sie es beim Kochen durchgaren.

HIRSCH

Auch Hirschfleisch wird von Hildegard empfohlen: *„Der Hirsch hat plötzliche Wärme in sich und er ist weniger kalt, sondern mehr warm, und er frisst reines Futter. Sein Fleisch ist für Gesunde und Kranke gut zu essen."* Hildegard empfiehlt, warmes – aber nicht zu heißes – Hirschfleisch zur Reinigung des Magens zu essen. Hirschleber unterdrückt ihrer Beobachtung nach die Gicht.

SCHAF UND LAMM

Schaf- oder Lammfleisch werden in der Hildegard-Küche gerne verwendet: *„… Das Schaf, ob Widder oder Lamm, ist kalt, aber dennoch wärmer als das Rind. Und es ist auch feucht und einfach und hat keine Bitterkeit und Herbheit. Und sein Fleisch ist für gesunde und kranke Menschen gut zu essen."* Vor allem schwachen Menschen empfiehlt sie, Saft des Schaffleisches und Schafsuppe zu essen. Besonders Lammleber mindere aus ihrer Sicht Schleim und reinige vor allem den Magen.

Aufgrund ihrer thermischen Zuordnung empfiehlt Hildegard, Schaf- und Lammfleisch lieber im Sommer als im Winter zu essen.

ENTE

Entenfleisch empfiehlt Hildegard vor allem Gesunden; Kranke sollen dieses Fleisch nicht essen. Und sie gibt auch Aufschluss über die bevorzugte Zubereitungsmethode: *„Aber wer eine Ente essen will, der esse sie nicht in Wasser gekocht, sondern … er brate sie am Feuer."*

HUHN

Über Hühner sagt Hildegard: *„… und ihr Fleisch ist für gesunde Menschen gut, aber gegessen macht es sie nicht fett, die Kranken aber erquickt es ein wenig."* Auch Hühnerleber hat eine positive Wirkung und soll bei Krankheiten, die den Menschen innerlich schädigen können, ein gutes Gegengewicht darstellen.

Hühnereier sollen nach Hildegards Empfehlungen nicht im Übermaß konsumiert werden – sie sagt ihnen aber keine grundsätzlich negative Wirkung nach. Gekocht sind sie bekömmlicher als gebraten.

FISCH

Auch den verschiedenen Fischen hat sich Hildegard von Bingen ausführlich und detailliert gewidmet. Vor allem jenen Fischarten, die sich in der Mitte und in der „Reinheit" des Meeres und von Flüssen aufhalten, spricht sie heilsame und gesunde Wirkung zu.

Positiv erwähnt Hildegard u.a. Wels, Hecht und Barsch.

SONSTIGES FLEISCH

Hildegard empfiehlt des weiteren Straußenfleisch – dies allerdings nicht für Magere und Kranke. Die Straußenleber legt sie besonders Menschen mit Melancholie ans Herz. Auch die Wachtel ist ein geeignetes Fleisch für Gesunde, soll aber ebenfalls von Kranken mit Vorsicht genossen werden.

Vom Verzehr der Gans rät sie vor allem kranken Menschen ab. Wer gesund ist, solle sie gebraten, nicht gekocht essen, mit Salbei und anderen Kräutern versetzt, mäßig und mit möglichst wenig Fett.

Rindfleisch ist ihrer Meinung nach nur etwas für Menschen „von warmer Natur"; sie stuft den Verzehr aber generell als nicht besonders empfehlenswert ein.

BUTTER, KÄSE UND MILCH

Butter ist in der Hildegard-Küche ein durchaus empfehlenswertes Nahrungsmittel; vor allem ausgezehrte und magere Menschen können von ihrer Kraft profitieren. Milch, Butter und Käse können im Allgemeinen von Kranken und Gesunden gegessen werden – allerdings in Maßen – und mit Vorsicht bei Tendenz zu Übergewicht. Milch sei im Sommer allerdings besser verträglich als im Winter, so die Äbtissin.

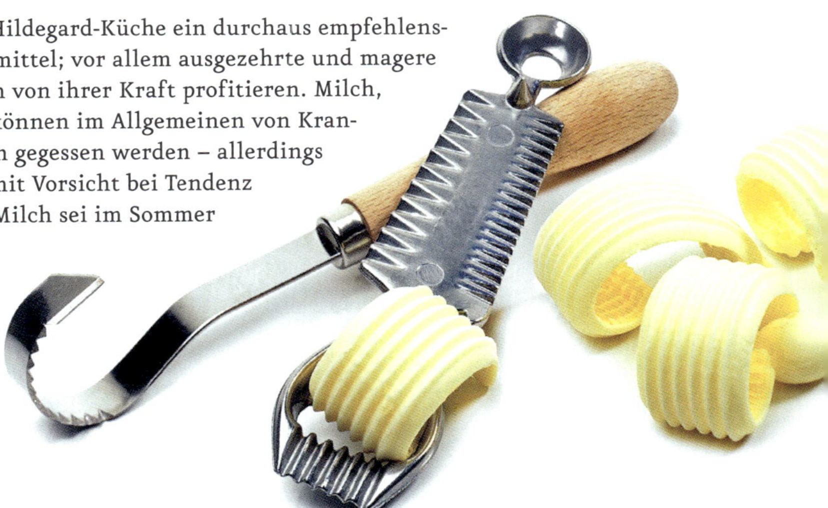

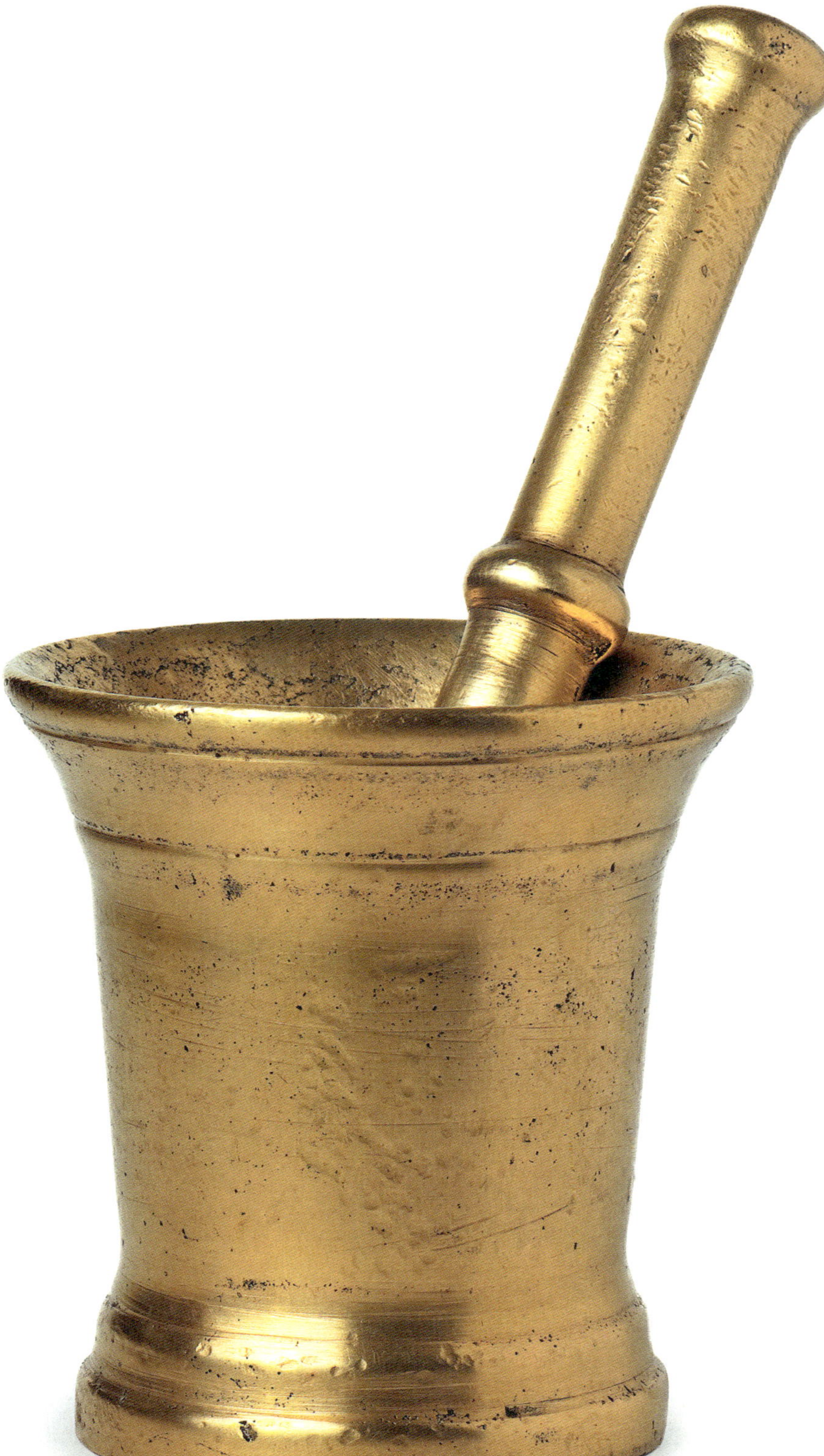

DIE KRAFT AUS DEM KRAUT

KRÄUTER UND GEWÜRZE IN DER HILDEGARD-KÜCHE

GALGANT

„*Der Galgant ist ganz warm und hat keine Kälte in sich und ist heilkräftig. Ein Mensch, der ein hitziges Fieber in sich hat, pulverisiere Galgant und trinke dieses Pulver in Quellwasser, und er wird das hitzige Fieber löschen. Und wer im Rücken oder in der Seite wegen üblen Säften Schmerzen hat, der siede Galgant in Wein und trinke ihn oft warm und der Schmerz wird aufhören. Und wer Herzweh hat und wer im Herz schwach ist, der esse bald genügend Galgant, und es wird ihm besser gehen*“, schreibt Hildegard.

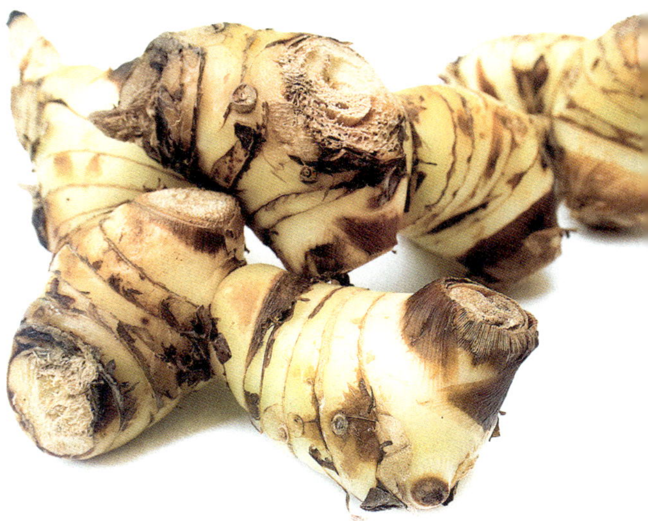

Galgant zählt zu den wichtigsten Gewürzen in der Hildegard-Küche. Er stammt aus Asien und zählt zur Familie der Ingwer-Gewächse. Laut Hildegard-Medizin verbessert er die Durchblutung von Herz und Kreislauf, hilft bei Appetitlosigkeit und Blähungen und fördert die Verdauung. Vor allem bei Herzproblemen, Herzschwäche und Schwindel werden ihm sehr gute Eigenschaften nachgesagt. Bei Müdigkeit, Erschöpfung und Reiseübelkeit kann er ebenso gute Dienste erweisen. Auch Rheuma und Ischiasschmerzen werden mit Galgant behandelt.

Galgant gilt zudem als entzündungshemmend und als gutes Mittel gegen Bakterien, Pilze und Viren im Darm. Die wirksamen Substanzen stecken vor allem in der Wurzel: ätherische Öle, Gingerol, Galangol, Flavonoide und Gerbstoffe.

Galgant ist Bestandteil von vielen asiatischen Gewürzmischungen und wird gerne für die Herstellung von Kräuterlikören verwendet.

Der Duft des Galgants erinnert an süßen Senf und Ingwer. Geschmacklich hat er eine pikante Schärfe und einen fein-herben Ton. Er passt gut zu pikanten und süßen Speisen.

BERTRAM

„Bertram ist von gemäßigter und etwas trockener Wärme und diese rechte Mischung ist rein und erhält gute Frische. Denn für einen gesunden Menschen ist er gut zu essen, weil er die Fäulnis in ihm mindert und das gute Blut in ihm vermehrt und einen klaren Verstand im Menschen bereitet. Aber auch den Kranken, der schon fast in seinem Körper gestorben ist, bringt er wieder zu Kräften und im Menschen schickt er nichts unverdaut heraus, sondern bereitet ihm eine gute Verdauung. (…) Dass er beim Essen im Mund die Feuchtigkeit und den Speichel hervorruft, kommt daher, dass er die üblen Säfte herauszieht und die Gesundheit zurückgibt", so Hildegard.

Bertram ist also ebenfalls ein häufig verwendetes Gewürz in der Hildegard-Küche, das gegen eine lange Liste von Krankheiten wirksam sein soll. Seine Hauptwirkstoffe sind Anacyclin und Pyrethrin. Die Durchblutung wird durch Bertram verbessert, Giftstoffe werden mit seiner Hilfe besonders gut ausgeschieden. Er stärkt Nerven und Gehirn. Bertram wirkt gegen Parasiten, Viren und Bakterien und wird vor allem in der Rekonvaleszenz gerne eingesetzt, um zu neuen Kräften zu kommen. Auch auf die Verdauung und die effiziente Nährstoffaufnahme hat er einen guten Einfluss. Hildegard empfiehlt ihn zudem bei Verschleimung im Kopf, bei Lungenentzündung und Augenproblemen.

In der Hildegard-Küche wird er als Universalwürzmittel häufig verwendet. Er hat eine sehr würzige Note und ist daher in der pikanten Küche sehr beliebt. Die Pflanze ähnelt optisch der Kamille und sie gedeiht vor allem im Mittelmeerraum. In der Hildegard-Medizin kommt die Wurzel zur Anwendung. Sonst wird Bertram kaum zum Einsatz gebracht.

Geschmacklich ist Bertram mild und neutral mit einem leicht herben und bitteren Nachgeschmack, dieser erinnert ein wenig an Grüntee. Er passt gut zu Fisch, Gemüse und Geflügel – und schmeckt auch gut aufs Butterbrot gestreut.

QUENDEL

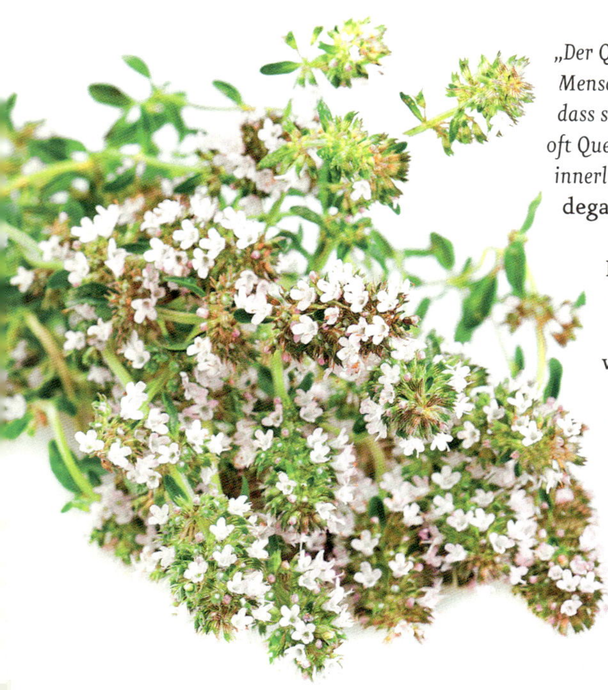

„Der Quendel ist warm und gemäßigt. Und ein Mensch, der krankes Fleisch des Körpers hat, so dass sein Fleisch wie die Krätze ausblüht, der esse oft Quendel … und das Fleisch seines Körpers wird innerlich geheilt und gereinigt werden …", so Hildegard über den Quendel.

Der Quendel ist die Wildform des Thymians, der in Mitteleuropa gerne an sehr sonnigen und steinigen Plätzen wächst.

In der Naturheilkunde wird er ähnlich eingesetzt wie Thymian. Er hilft gegen Husten, Frauenleiden und stärkt die Verdauung. Er wirkt entzündungshemmend, blutstillend und antibakteriell, krampflösend, schweißtreibend und schleimlösend. Das Verdauungssystem stärkt er gegen Blähungen, Sodbrennen, Magenbeschwerden und Durchfall. Er soll bei Nervenschwäche, Schlaflosigkeit und Epilepsie wirken.

Seine wirksamen Inhaltsstoffe sind u.a. ätherische Öle, Bitterstoffe, Flavonoide, Gerbstoffe und Thymol.

In der Hildegard-Küche ist er ein nicht wegzudenkender Bestandteil, der vor allem mediterranen Gerichten wie Ofengemüse, Fisch, Geflügel, Salaten oder Pizza eine besonders aromatische Note verleiht. Sein Geschmack ist etwas milder und süßer als der von Thymian mit einem frischen, würzigen Hauch von Kiefernnadeln und Minze.

YSOP

„Der Ysop ist von trockener Natur und ist gemäßigt warm … Und wenn man ihn oft isst, reinigt er den kranken und stinkenden Schaum der Säfte … und ist für alle Speisen nützlich. Gekocht ist er aber nützlicher und pulverisiert ist er nützlicher als roh.“ Hildegard empfiehlt Ysop vor allem für die Pflege der Leber und zur Reinigung der Lunge. Auch als Mittel gegen Traurigkeit empfiehlt sie das Gewürz. Das sogenannte „Gute-Laune-Hühnchen“ – ein mit Ysop gekochtes Huhn – gilt als Klassiker in der Hildegard-Küche.

Ysop gehört zu den Gewächsen der Lippenblütler. Sein Name stammt aus dem Hebräischen und bedeutet übersetzt „heiliges Kraut“.

Nicholas Culpeper, ein englischer Arzt und Apotheker aus dem 17. Jahrhundert empfahl Ysop gegen Atembeschwerden, Ohrensausen und bei Zahnschmerzen. In der Naturheilkunde wird er gerne bei chronischer Bronchitis, Asthma sowie bei Magen- und Darmbeschwerden eingesetzt. Er gilt als schweiß- und entzündungshemmend, menstruationsfördernd und leicht abführend.

Nach traditionell chinesischer Sicht fördert er das Abhusten von festgesetztem Schleim, vertreibt Wind-Kälte und tonisiert das Lungen-Qi und das Milz-Yang. Dort findet er in der Kräutertherapie u.a. Anwendung bei Husten mit weißem Schleim, beginnenden Infekten mit Schüttelfrost, Schwäche, Scheideninfektionen mit weißem Ausfluss und Schmerzen bei der Monatsblutung.

Ysop wächst in Süd- und Osteuropa, hat aber längst auch unsere Breiten erobert. Das Kraut hat ein herb-würziges und erdiges Aroma, das ein wenig an Spinat erinnert. Eine leichte Minze-Note macht es für Salatdressings, Suppen, Gemüsegerichte, Aufstriche und Geflügel zu einem interessanten Begleiter.

MUTTERKÜMMEL (KREUZKÜMMEL)

Eine besonders beliebte Zutat der Hildegard-Küche ist der Mutterkümmel (Kreuzkümmel): *„Der Kümmel ist von gemäßigter Wärme und trocken. Für den Menschen, der dämpfig ist, ist er gut und nützlich und gesund zu essen … für den Gesunden ist er gut zu essen, weil er ihm einen guten Verstand bereitet und jene milde Wärme einbringt …“* Kranken Menschen und jenen mit

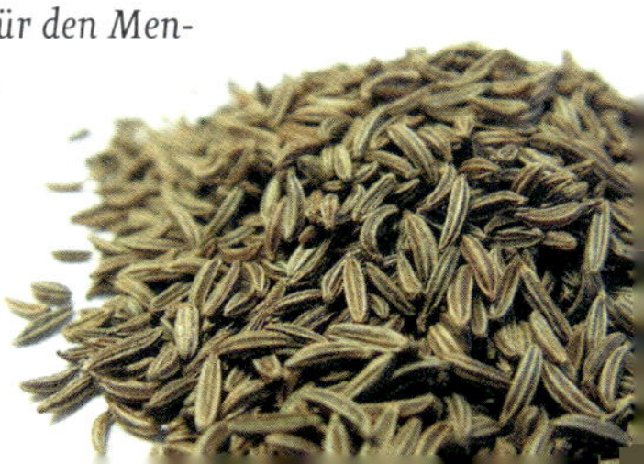

Herzschmerzen rät Hildegard allerdings davon ab. Sie weist im Besonderen auf seine Stärke hin, gebratenen oder gekochten Käse besser verdaulich zu machen.

Dem Mutterkümmel bzw. Kreuzkümmel werden in den verschiedenen Ernährungslehren eine Reihe von positiven Eigenschaften auf unsere Verdauung zugeordnet. Er hat eine erwärmende Wirkung auf den Unterleib und wirkt somit entspannend auf Magen und Darm. Auch blähungswidrige Eigenschaften werden ihm nachgesagt. Daher wird er in der Küche u.a. auch gerne in Kombination mit Hülsenfrüchten verwendet.

Mutterkümmel bzw. Kreuzkümmel hat einen intensiven, schweren, süßen und würzigen Geschmack, der von einer leichten Mentholnote begleitet wird. Er ist in orientalischen und indischen Gerichten eine charakteristische Geschmackskomponente.

ACKERMINZE UND KRAUSEMINZE

„… Wer einen kalten Magen hat und die Speisen nicht verdauen kann, der esse diese kleine Minze entweder roh oder mit Fleisch oder mit Fischen gekocht und sie wärmt seinen Magen und verhilft ihm zur Verdauung“, schreibt Hildegard von Bingen über die Ackerminze.

Und zur Krauseminze bemerkt sie: *„Die Krauseminze ist von gemäßigter und scharfer Wärme … und so gibt die Krauseminze, wenn sie dem Fleisch, den Fischen oder Speisen oder dem Mus beigefügt wird, jener Speise einen guten Geschmack und eine gute Würze und so erwärmt sie auch gegessen den Magen und verschafft eine gute Verdauung.“*

Minze ist also nicht nur als Tee besonders bekömmlich, sondern kann auch im Essen für eine aromatische und verdauungsfördernde Wirkung sorgen. Verschiedene Minzearten werden in viele Kulturen und naturheilkundlichen Traditionen zu therapeutischen Zwecken eingesetzt. Die Blätter enthalten ätherische Öle, Gerbstoffe und Flavonoide, die sich sehr positiv auf unsere Gesundheit auswirken können. Viele Arten regen die Gallenproduktion an und helfen bei zahlreichen Magen- und Darmstörungen. Sie beruhigen u.a. die Magenschleimhaut und lindern Bauchkrämpfe. Auch dem Wachstum von Bakterien und Viren können sie Einhalt gebieten.

In der Volksmedizin werden die verschiedenen Minzearten bei Grippe, Husten, Kopfschmerzen, schlecht heilenden Wunden, Durchfall, Blähungen und Übelkeit eingesetzt.

Der frische Geruch und Geschmack der Krauseminze ist süßlich und harmoniert in der Küche gut mit Desserts sowie mit grünen Gemüsegerichten wie Spinat, Bärlauch oder Mangold.

SCHAFGARBE

Ein besonders heilkräftiges Kraut ist die Schafgarbe. Hildegard von Bingen lobt ihre heilkräftige Wirkung wie folgt: *„Die Schafgarbe ist etwas warm und trocken und sie hat gesonderte und feine Kräfte für Wunden.“* Abgesehen von der Wundheilung empfiehlt Hildegard das leicht bittere, herbe Kraut bei Verletzungen, inneren Wunden und bei Augenproblemen.

In der Naturheilkunde wird Schafgarbe als Tee oder Bad zubereitet auch gerne bei diversen Frauenleiden verwendet sowie bei Verdauungsstörungen und Koliken.

Die frisch gepflückten Blätter und Blüten machen sich gut in einem vitalisierenden Wildkräutersalat. Das Aroma und der Geschmack der Schafgarbe sind süßlich-würzig mit einer leichten fruchtig-blumigen Note.

SALBEI

Die Äbtissin schreibt über den Salbei: *„Der Salbei ist von warmer und trockener Natur … Und er ist nützlich gegen die kranken Säfte, weil er trocken ist."* Salbei wird von Hildegard zudem bei übermäßigem Schleim, Mundgeruch, Gicht, Rheuma, Lähmungen, Inkontinenz, Magenschmerzen und Appetitlosigkeit empfohlen.

Salbei enthält jede Menge ätherische Öle und wird als Kräutertee in der Naturheilkunde auch gerne bei Halsschmerzen, Mund- und Rachenproblemen und gegen übermäßiges Schwitzen eingesetzt. Er hat eine antibakterielle, pilztötende und zusammenziehende (adstringierende) Wirkung. Salbei kann negative Nebenwirkungen nach Antibiotikatherapien in Form von Magen- und Darmschmerzen lindern.

Chemisch gesehen enthält er trizyklische Diterpene wie Carnosol und Carnosolsäure – diese haben eine antioxidative und antimikrobielle Wirkung. Neben den ätherischen Ölen sind auch die enthaltenen Gerbstoffe (Tannine) sehr heilsam.

Der lateinische Name lautet „Salvia officinalis" und deutet auf die besondere Heilkraft der Pflanze hin – so bedeutet der Wortstamm „salvare" auf Deutsch „heilen".

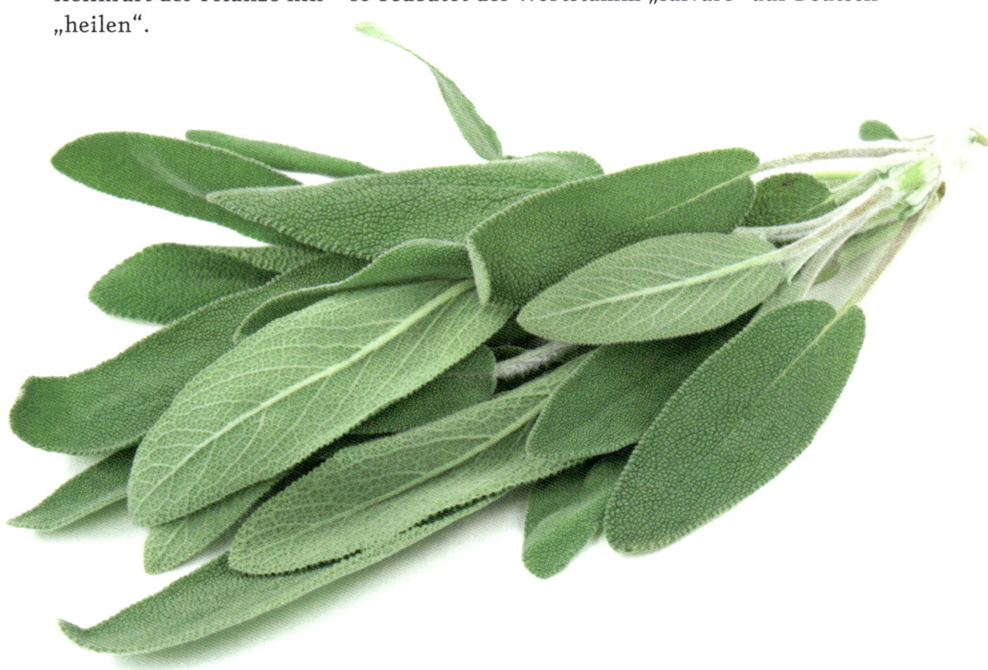

Von den alten Philosophen wurde Salbei angeblich auch zur Steigerung der Konzentration und Gehirnleistung konsumiert und seine antibakterielle und zusammenziehende Wirkung machte das Kraut schon sehr früh zu einem interessanten natürlichen Deodorant, was sich die moderne Kosmetikindustrie ebenfalls gerne zunutze macht.

Auch auf die Haut hat Salbei eine positive Wirkung. Waschungen mit Salbeitee sind hilfreich gegen Pickel und Akne.

Salbei hat ein würzig-harziges, leicht herbes Aroma. In der Küche harmoniert er hervorragend mit Fisch und Geflügel, aber auch mit Getreide und Gemüse. In der mediterranen Küche darf er nicht fehlen.

PETERSILIE

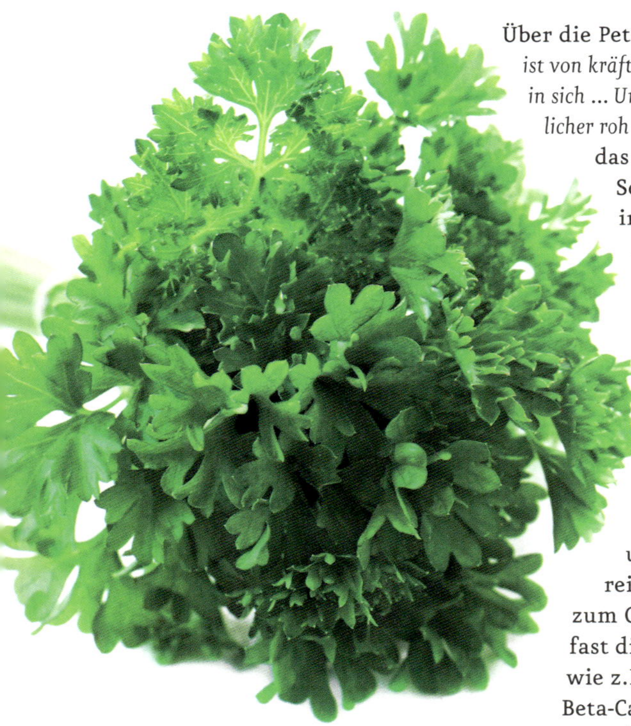

Über die Petersilie sagt Hildegard: *„Die Petersilie ist von kräftiger Natur und hat mehr Wärme als Kälte in sich … Und sie ist für den Menschen besser und nützlicher roh als gekocht gegessen …“* Sie empfiehlt das aromatische Grün gegen Fieber, bei Schmerzen im Herzen, der Milz und in den Seiten, gegen einen kranken Magen, bei Nieren- und Blasensteinen sowie gegen Lähmungen.

Die Petersilie ist eines der beliebtesten Küchenkräuter in unseren Breiten und kann auch aus moderner Sicht mit einer Menge gesunder Inhaltsstoffe auftrumpfen: Sie enthält eine Vielzahl von Mineralstoffen, Spurenelementen und Vitaminen und kann so bei zahlreichen Beschwerden lindern bzw. viel zum Gesundbleiben beitragen. Sie enthält fast die gesamte Bandbreite an Vitaminen, wie z.B. Vitamin A, B_1 bis B_6, Vitamin C, Beta-Carotin, Folsäure und Vitamin K. An Mineralstoffen und Spurenelementen hat sie u.a. Magnesium, Kalzium, Eisen, Mangan und Kalium zu bieten.

Petersilie hat eine reinigende Wirkung auf unser Blut, sie hilft gegen schlechten Atem und unterstützt die Entgiftung.

In der Küche ist sie ein aromatischer Begleiter vieler Gerichte und versorgt mit den in ihr enthaltenen ätherischen Ölen auch Gaumen und Geschmacksnerven mit wohltuenden Aromen. Ihre zitronen- und anisartige, süßlich-würzige Note harmoniert mit sämtlichen Gemüse- und Getreidegerichten, aber auch besonders gut mit Huhn und Fisch.

DILLE

„Der Dill ist von trockener und warmer und gemäßigter Natur", schreibt Hildegard. Sie empfiehlt jedoch, Dille vorrangig gekocht zu essen, da sie roh den Menschen traurig mache und ihm übel bekommen kann. *„... jedoch gekocht gegessen unterdrückt er die Gicht, und so ist er nützlich beim Essen."*

Die Dille gehört zu den Doldenblütlern und gilt heute als das im deutschsprachigen Raum am meisten angebaute Gewürz. Ursprünglich stammt sie aus Vorderasien.

Dille ist reich an Inhaltsstoffen, u.a. an ätherischen Ölen und Mineralstoffen wie Kalium, Kalzium und Natrium. Auch die Samen der Pflanze werden zu Heilzwecken gerne eingesetzt – so sieht die TCM in ihnen eine Zuordnung zu den Organen Niere und Magen. Dillsamen werden bei Appetitlosigkeit, Völlegefühl, Blähungen, Übelkeit, Libidomangel, Koliken im Magen-Darm-Trakt und bei zu geringem Milchfluss beim Stillen eingesetzt.

Das feine Zitronen- und Anisaroma der Dille ist frisch und süßlich und setzt in der Küche ganz charakteristische Akzente. Der Geschmack passt besonders gut zu Gemüsegerichten, vor allem Wurzelgemüsen, Fisch und Eingelegtem.

BEIFUSS

„Der Beifuß ist sehr warm und sein Saft ist sehr nützlich, und wenn er gekocht wird ... heilt er kranke Eingeweide und er wärmt den kranken Magen", so Hildegard.

Der Beifuß gilt in vielen Kulturen seit jeher als heilige Pflanze und wurde für allerhand schamanische Rituale und Zeremonien verwendet.

Medizinisch wurde er bei Appetitlosigkeit, Darmparasiten, Erbrechen, Fieber und zur Anregung des Gallenflusses eingesetzt.

Das Aroma des Beifußes ist pfeffrig-scharf, etwas süß mit einem leichten Minze-Aroma. In der traditionellen Küche kommt er sowohl wegen seiner geschmacklichen als auch medizinischen Wirkung gerne bei der Zubereitung von fetten Speisen, z.B. Gänsebraten, fettem Fisch oder Ente, zum Einsatz.

SÜSSHOLZ

„Das Süßholz ist von gemäßigter Wärme und bereitet dem Menschen eine klare Stimme (...) und es macht seinen Sinn mild und erhellt seine Augen und erweicht seinen Magen zur Verdauung. Aber auch dem Geisteskranken nützt es sehr, wenn er es oft isst, weil es die Wut, die in seinem Gehirn ist, auslöscht", schreibt die Äbtissin.

Süßholz wird bei uns auch Lakritze genannt und ist eine Pflanzenart der Schmetterlingsblütler. Die Wurzel der Pflanze enthält ein Glycosid, das 50-mal süßer ist als Rohrzucker. Zudem enthält sie jede Menge sekundäre Pflanzenstoffe, die einen guten Beitrag für unsere Gesundheit leisten können, sowie Isoflavonoide. Die enthaltenen Saponine wirken schleimlösend und auswurffördernd. Das Glycyrrhizin wirkt gegen Hepatitis und Leberzirrhose sowie Herpesviren, wie man anhand von Versuchen an Zellkulturen nachgewiesen hat.

Süßholzextrakt tötet Pilze und Bakterien und wird in der Medizin gerne bei sämtlichen Erkrankungen der Atemwege wie Bronchialkatarrh und Husten eingesetzt.

Die Süßholzwurzel wird schon seit der Antike für medizinische Zwecke verwendet; angeblich gehörte sie zur Standardausrüstung von römischen Soldaten. Auch im asiatischen Raum ist die Süßholzwurzel fixer Bestandteil naturheilkundlicher Behandlungen und Therapien. In der TCM hat seit jeher einen fixen Platz in der Behandlung vieler Krankheiten. Dort wird sie u.a. bei Müdigkeit, Kurzatmigkeit, Krämpfen in den Beinen, Gastritis, Husten und Bronchitis, Tuberkulose, Schmerzen und Spasmen und zur Harmonisierung von Kräutermischungen zum Einsatz gebracht.

Kulinarisch kann die süße Wurzel in geringen Dosen gut in Kompotten und warmen Obstmusen als gesundes Süßungsmittel mitgekocht werden. Ihr Aroma ist lakritzig-süß.

ZIMT

„Der Zimt ist auch sehr warm und hat starke Kräfte und hält auch mäßige Feuchtigkeit in sich; aber seine Wärme ist so stark, dass sie jene Feuchtigkeit unterdrückt und wer ihn oft isst, dem mindert er die üblen Säfte und bereitet gute Säfte in ihm", sagt Hildegard über Zimt. Sie empfiehlt die aromatische Rinde des Zimtbaumes zur Verminderung der üblen Säfte, bei Lähmungen in Folge von Gicht und Menschen, deren „Haupt schwer und stumpf" ist.

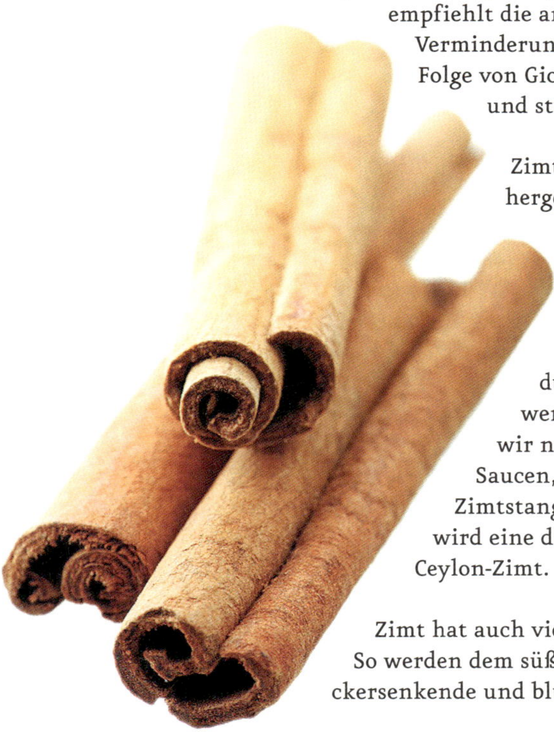

Zimt wird aus der Rinde des Zimtbaumes hergestellt – für die Herstellung von Zimtöl werden auch kleine Äste und Blätter verwendet. Es wird zwischen dem – meist – hochwertigeren Ceylon-Zimt aus Sri Lanka und dem etwas schärferen Cassia-Zimt aus China unterschieden. Je dünner und feiner gerollt, umso hochwertiger ist Zimt. In Backwaren verwenden wir naturgemäß meist gemahlenen Zimt – in Saucen, Kompotten und Musen können ganze Zimtstangen mitgekocht werden. Beim Cassia-Zimt wird eine dickere Rindenschicht verwendet als beim Ceylon-Zimt.

Zimt hat auch viele gesundheitsfördernde Eigenschaften. So werden dem süßlich aromatischen Gewürz eine blutzuckersenkende und blutfettsenkende Wirkung nachgesagt; in alternativmedizinischen Kreisen wird er daher gerne bei Diabetes Typ 2 empfohlen. In der TCM wird Zimt u.a. bei Libidomangel, Durchfall, Unterfunktion der Schilddrüse und Appetitlosigkeit zum Einsatz gebracht.

Aufgrund der wärmenden Eigenschaften von Zimt ist er in unseren Breiten vor allem in der kalten Jahreszeit sehr beliebt. Wohl keine Weihnachtsbäckerei kommt ohne die aromatische „Wärmeflasche" aus.

Geschmacklich weist Zimt eine süßlich-würzige Note mit leichter Schärfe auf. Er harmoniert nicht nur mit der süßen Küche, sondern verleiht auch pikanten und herzhaften Fleisch- oder Gemüsegerichten ein interessantes, süßliches Aroma.

MUSKATNUSS

Hildegard schreibt: *„Die Muskatnuss hat große Wärme und eine gute Mischung in ihren Kräften. Und wenn ein Mensch die Muskatnuss isst, öffnet sie sein Herz und reinigt seinen Sinn und bringt ihm einen guten Verstand."*

Muskatnüsse sollten Sie unbedingt frisch reiben, da ihr Aroma leicht flüchtig ist. Bei der Dosierung von Muskat heißt es jedoch stets sehr sparsam zu sein, da das Aroma sehr intensiv ist. In größeren Dosen von mehr als 4 bis 10 Gramm kann Muskat sogar gesundheitsgefährdende Vergiftungserscheinungen hervorrufen. Daher sollten Sie Muskat stets unzugänglich für Ihre Kinder aufbewahren – eine Muskatnuss kann für ein Kleinkind tödlich sein!

In der ganzheitlichen Heilkunde wird Muskat auch gerne gegen Blähungen und als Magenstärkung zum Einsatz gebracht.

Mit Muskat oder Muskatblüte können Sie eine schmackhafte und exotische Note in süße und pikante Gerichte bringen. Das markante Aroma ist scharf-würzig, leicht bitter, etwas süß mit einer leichten Holz-Note.

GEWÜRZNELKE

„Die Gewürznelke ist sehr warm und hat auch eine gewisse Feuchtigkeit in sich, durch die sie sich angenehm ausdehnt wie die angenehme Feuchtigkeit des Honigs. Und wenn jemand Kopfschmerzen hat, sodass ihm der Kopf brummt, wie wenn er taub wäre, esse er oft Nelken ... Wenn die Wassersucht im Menschen zu wachsen beginnt, esse jener oft Nelken, und sie unterdrücken die Krankheit, weil ihre Kraft in die Eingeweide jenes Menschen übergeht und ihre Geschwulst mindert und die Wassersucht so in die Flucht schlägt und sie nicht weiter zunehmen lässt ...", so Hildegard von Bingen über die Gewürznelke.

Gewürznelken sind sehr aromatische und scharf schmeckende Blütenknospen des Gewürznelkenbaumes, der ursprünglich auf den Molukken beheimatet war. Eine gute Qualität ist daran erkennbar, dass sich die Nelken fettig anfühlen und sogar etwas Öl absondern, wenn man sie mit dem Fingernagel eindrückt.

Nelken enthalten viele ätherische Öle, die für das intensive und süßliche Aroma verantwortlich sind. Zudem enthalten sie jede Menge Antioxidantien und können daher auch aus moderner wissenschaftlicher Sicht einen gesundheitlichen Mehrwert bieten.

Aroma und Geschmack der Gewürznelke ist intensiv-würzig, mit einem fruchtig-scharfen, pfeffrigen, leicht harzigen Geschmack. Sie eignet sich nicht nur für die süße Küche. In der arabischen, indischen und karibischen Küche werden auch pikante Gerichte gerne damit gewürzt.

BOCKSHORNKLEE

Hildegard schreibt über den Bockshornklee: *„Der Bockshornklee ist mehr kalt als warm. Und ein Mensch, der täglich Fieber hat, die ihm oft den Schweiß austreiben, und den das Essen anwidert ... der nehme das Kraut vom Bockshornklee und erwärme seinen Samen in Wein und trinke diesen oft warm in nüchternen Zustand, und es wird ihm besser gehen."* Zudem empfiehlt sie ihn bei Viertagesfieber, gegen Herzschmerzen und bei Hautproblemen.

Pfarrer Kneipp hat die Verwendung von Bockshornklee ebenso propagiert. Er hat ihm viele heilende Eigenschaften nachgesagt. Nach Kneipp soll er entzündungshemmend, erweichend und aufsaugend wirken. Bei eitrigen Entzündungen, Geschwüren und Blutvergiftungen wurde er ebenso empfohlen wie bei entzündlichen Vorgängen des Rachens und der Mundschleimhaut.

In der indischen Küche ist das Gewürz allgegenwärtig – die Samen des Bockshornklees gelten dort als phytotherapeutisches Mittel gegen Blähungen, als Stärkungsmittel und Aphrodisiakum. In Indien werden vor allem seine Blätter gerne zum Aromatisieren von Speisen eingesetzt – der Hindi-Name dafür ist „Methi".

Die frischen Sprösslinge des Bockshornklees wurden bereits im alten Ägypten gerne als Salat gegessen. Wer ein Sprossenglas besitzt, kann die Samen zu aromatischen und gesunden Bockshornklee-Sprossen keimen lassen.

Das würzig-salzige Aroma der Bockshornklee-Samen erinnert an Sellerie und Liebstöckel, sein Geschmack hat eine markant bittere Note. Wenn die Samen in der Pfanne ohne Fett geröstet werden, verringert sich das bittere Aroma. Sie sind ein unverzichtbarer Bestandteil einer klassischen Curry-Gewürzmischung. Kulinarisch harmoniert Bockshornklee gut mit Spinat, Kartoffeln und Linsen.

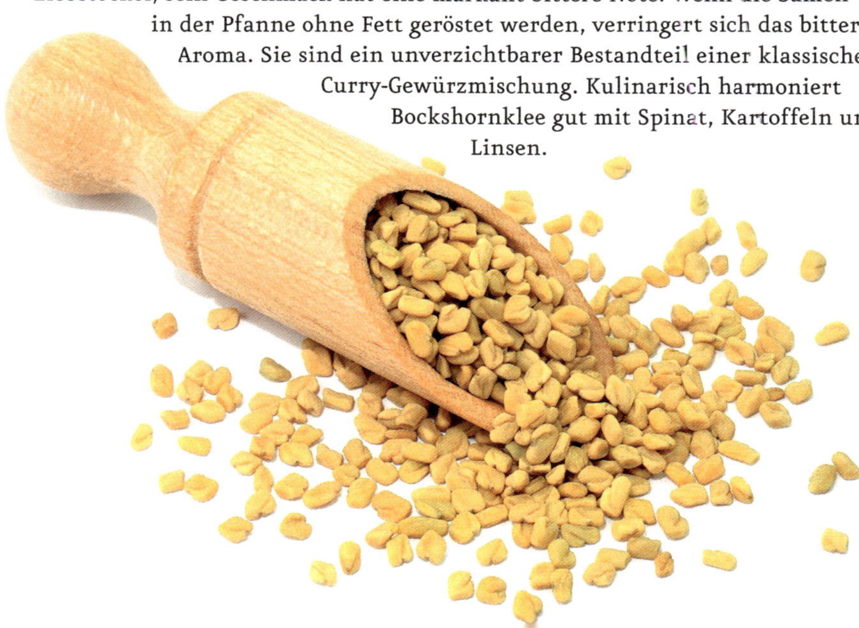

LAVENDEL

Hildegard unterscheidet zwischen dem „wilden Lavendel“ (Speiklavendel) und „echten Lavendel“. Vor allem dem Speiklavendel hat sie eine wohltuende Wirkung zugeordnet: *„Der wilde Lavendel ist warm und trocken und seine Wärme ist gesund. Und wer Lavendel mit Wein kocht, oder wenn er keinen Wein hat, mit Honig und Wasser kocht und so lau oft trinkt, der mildert den Schmerz in der Leber und in der Lunge und die Dämpfigkeit in seiner Brust, und er bereitet (sich) reines Wissen und einen reinen Verstand.“*

Speiklavendel wird in unseren Gefilden auch „Breitblättriger Lavendel“, „Spanischer Lavendel“ oder „Gewürzlavendel“ genannt.

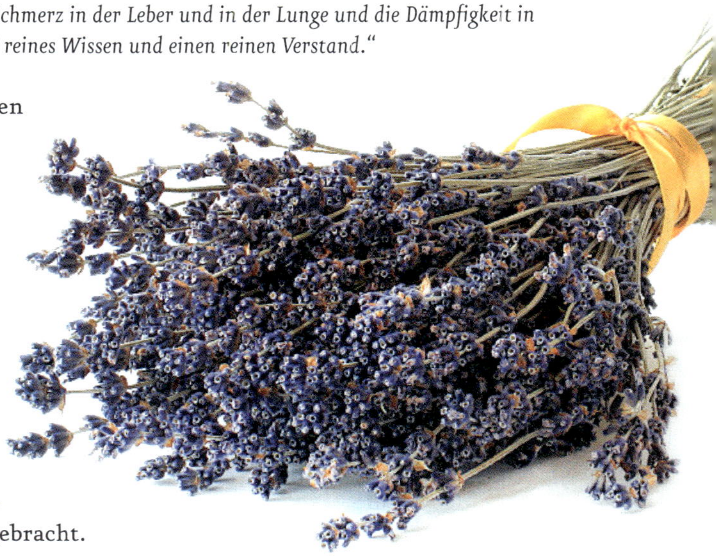

Das Öl des Speiklavendels wurde und wird wegen seiner antibakteriellen Eigenschaften für Kosmetika, zur Seifenherstellung und bei der Behandlung bakteriell bedingter Krankheiten wie Tuberkulose erfolgreich zum Einsatz gebracht.

Das intensive, würzige und blumige Aroma des Lavendels harmoniert in der Küche gut mit Süßspeisen und Backwaren, Likören und Sirupen. In Kombination mit anderen mediterranen Kräutern kann Lavendel aber auch pikanten Gerichten mit Fisch, Gemüse, Hülsenfrüchten oder Fleisch eine interessante Note verleihen.

Als Tee getrunken bringt er Erholung nach einem anstrengenden Tag und unterstützt das Loslassen von quälenden Gedanken und entspannt einen angestrengten Geist.

ROSENBLÜTEN

„Die Rose ist kalt und diese Kälte hat eine nützliche Mischung in sich“, schreibt Hildegard über die Blume der Liebe. Sie empfiehlt sie zum Klären der Augen, gegen Jähzorn und als Salbe bei Krämpfen und Lähmungen.

Rosen wurden im alten China, im indischen Ayurveda, im alten Persien, in Griechenland und in Rom bereits als Heilpflanze eingesetzt.

Ihre Gerbstoffe und ätherischen Öle wirken entzündungshemmend und krampflösend. Rosentee kann bei Ekzemen, Hautirritationen, Mund- und Rachenentzündungen, Gürtelrose und Herpes – äußerlich angewendet – Abhilfe schaffen. Getrunken hilft er bei Verspannungen, Menstruationsbeschwerden, Wechselbeschwerden und beim prämenstruellen Syndrom.

Rosenkompressen beruhigen gereizte Augen, und Rosenöl, auf die Brust aufgetragen, kann bei nervösen Herzstörungen, Unruhe und energetischen Beschwerden im Herzbereich Linderung und Entspannung bringen.

Der verführerische Duft erfreut und erhellt unser Gemüt und macht uns für Sanftheit und eine liebevolle Haltung zugänglich. Rosenblüten duften blumig und auch ihr Geschmack – als Tee oder Gewürzbestandteil – hat eine ausgeprägte, süße Parfumnote. In der orientalischen Küche werden Rosenblüten bzw. Rosenblütenwasser gerne zum Aromatisieren von Süßspeisen verwendet.

Getrocknete Rosenblüten sind zudem eine wunderschöne Dekoration für ein liebevoll angerichtetes Dessert!

MELISSE

„Die Melisse ist warm, und ein Mensch, der sie isst, lacht gern, weil ihre Wärme die Milz berührt und daher das Herz erfreuen wird …", so Hildegard über die aromatische Heilpflanze.

Die Melisse kann über 25 Jahre alt werden und ist überaus widerstandsfähig. Sie wächst im wahrsten Sinn des Wortes wie „Unkraut".

Melisse beinhaltet u.a. Rosmarinsäure, ätherische Öle, Bitterstoffe, Schleimstoffe, Glycoside, Thymol und Vitamin C. Sie wirkt beruhigend und krampflösend und wird bei Schlafstörungen, Magen-Darm-Störungen und Gallenleiden ebenso gerne zum Einsatz gebracht wie für Entspannungsbäder.

Ihr süßlich-lieblicher Geschmack mit einem Hauch von Zitrone und einer milden Kräuternote harmoniert mit Süßspeisen besonders gut, aber auch mit Fisch, Gemüse und Geflügel.

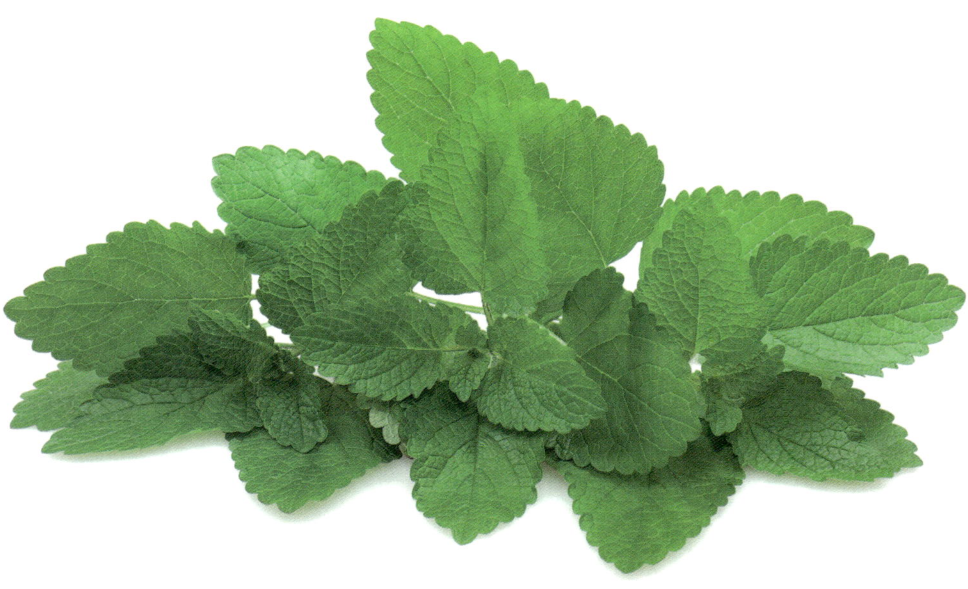

RINGELBLUME

„Die Ringelblume ist kalt und feucht und sie hat starke Grünkraft in sich und sie ist gut gegen Gift", schreibt Hildegard über die Ringelblume.

Die leuchtend gelbe Blume wird in der Kräutertherapie bei Entzündungen von Rachen und Mundschleimhaut empfohlen sowie bei Wunden mit schlechter Heilung. Als Salbe zubereitet darf sie in keiner Hausapotheke fehlen.

Die Ringelblume hat ein herb-würziges Aroma. Ihr Geschmack ist mild und leicht herb.

BRENNNESSEL

Hildegard sagt über die Brennnessel: *„Die Brennnessel ist in ihrer Art sehr warm. In keiner Weise nützt es, dass sie roh gegessen wird, wegen ihrer Rauheit. Aber wenn sie frisch aus der Erde sprießt, ist sie gekocht nützlich für die Speisen des Menschen, weil sie den Magen reinigt und den Schleim aus ihm wegnimmt."*

Die Brennnessel zählt wohl zu den bekanntesten, zu den beliebtesten und auch zu den ältesten Heilpflanzen der Menschheitsgeschichte. Ob als Tee oder Saft getrunken, als Gemüse gekocht oder als Jauche in der Landwirtschaft und im Garten eingesetzt: Die heilkräftige Pflanze schenkt dem Menschen in vielen Lebensbereichen wertvolle Inhaltsstoffe und heilsame Eigenschaften.

Die Liste ihrer positiven Wirkungen ist lang und auch die moderne Forschung attestiert dem Kraut bemerkenswerte Kräfte: So konnten in Untersuchungen bei Arthrose und Arthritis, bei Blasenbeschwerden und Prostataproblemen sowie bei entzündlichen Darmerkrankungen gute Erfolge mit der Brennnessel nachgewiesen werden.

Die im Spätsommer ausreifenden Samen der Brennnessel gelten als Aphrodisiakum und allgemein als Stärkungsmittel.

Besonders unser Blut freut sich über die Inhaltsstoffe; die Naturheilkunde verwendet sie seit jeher zur Blutreinigung und zum Blutaufbau. Zur Entgiftung und Entschlackung wird sie ebenso empfohlen wie bei Erschöpfungszuständen, Blutarmut und Eisenmangel.

Je nachdem wo sie gedeiht, kann sie zwei- bis viermal so viel Eisen wie Rindfleisch und bis zu dreimal so viel Eisen wie Spinat enthalten. Bereits Paracelsus soll ihr eine positive Wirkung auf Leber und Galle zugeordnet und sie daher zur Behandlung von Gelbsucht empfohlen haben.

Das Aroma der Brennnesselblätter erinnert an getrocknete Algen. Der Geschmack ist krautig, leicht süß und erfrischend. Brennnessel kann als Tee, als Gemüse oder Würzkraut genossen werden.

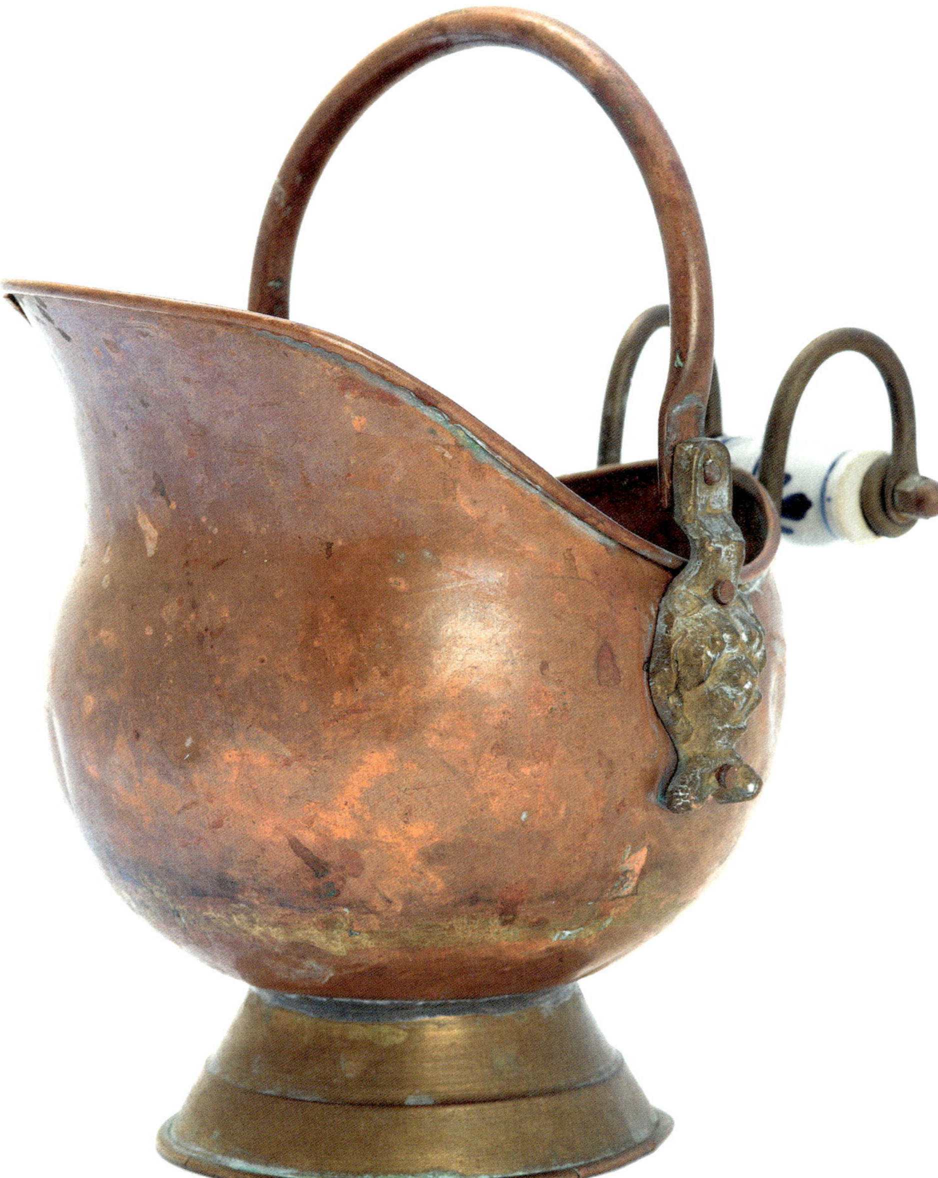

ALLGEMEINE EMPFEHLUNGEN

ERNÄHRUNGSRICHTLINIEN IN DER HILDEGARD-KÜCHE

HILDEGARDS „KÜCHENGIFTE"

Hildegard von Bingen hat in ihren Naturbeobachtungen auch einige Lebensmittel gefunden, von deren Genuss sie abrät. Wir wollen die hervorstechendsten an dieser Stelle erwähnen und mit Erkenntnissen unserer Epochen ergänzen.

ERDBEEREN

„Erdbeeren führen zu Verschleimung und haben keine Heilkraft in sich. Sie sind weder für Kranke noch Gesunde gut, weil sie dicht und über der Erde und sogar in fauler Luft wachsen", heißt es bei Hildegard über die bei uns im Frühsommer so beliebte Frucht.

Die am Boden wachsende Frucht ist tatsächlich sehr empfänglich für Schimmelpilze und wird daher häufig auch mit großen Mengen Spritzmittel behandelt.

Auch wenn die süße Frucht aus moderner, wissenschaftlicher Sicht durchaus mit einigen sehr gesunden Substanzen wie Vitamin C und sekundären Pflanzenstoffen aufwarten kann, lässt sich nicht verleugnen, dass viele Menschen auf Erdbeeren sehr sensibel reagieren. So gehören Erdbeeren z.B. zu den sogenannten „Histaminliberatoren" und machen daher Menschen mit Histaminunverträglichkeit spürbare Probleme. Auch Kleinkinder vertragen Erdbeeren manchmal sehr schlecht und so mancher Kinderratgeber empfiehlt, im ersten Lebensjahr die Finger davon zu lassen.

Wer sich an die Empfehlungen Hildegards halten möchte, sollte auf Erdbeeren jedenfalls zur Gänze verzichten. Andernfalls sei Ihnen empfohlen, möglichst nur heimische Produkte zu verwenden, wenn diese Saison haben und dann auch möglichst in hochwertiger Bio-Qualität.

PFIRSICHE

Pfirsiche sind ebenfalls häufig schlecht verträglich. *„Pfirsiche taugen weder für einen Gesunden noch einen Kranken zum Essen, weil sie die gute Säftemischung zerstören und den Magen verschleimen. Wer dennoch Pfirsiche essen will, entferne die Schale und den Kern und lege sie in Wein, etwas Pfeffer und Salz. So schaden sie nicht …"*, ist bei Hildegard zu lesen.

ZWETSCHKEN (PFLAUMEN)

Hildegard schreibt in ihrem Kapitel über den Zwetschkenbaum: „... *Jedoch die Frucht dieses Baumes ist sowohl für den Gesunden wie auch den Kranken Menschen schädlich und gefährlich zu essen, weil sie die Melancholie im Menschen erregt und die bitteren Säfte in ihm vermehrt und alle Krankheiten, die in ihm sind, hervorsprudeln lässt, und daher ist sie für den Menschen so gefährlich zu essen, wie Unkraut. Und wer sie daher essen will, esse sie mäßig. Denn der Gesunde kann das Gegessene verkraften, den Kranken aber schädigt es.*" Bei trockenem Husten empfiehlt sie jedoch, die inneren Kerne, ohne Hülse, in Wein einzulegen und diesen dann zu schlürfen.

LAUCH (PORREE)

Auch den Lauch zählt Hildegard zu den Küchengiften. Vor allem roh gegessen, richtet er laut Hildegard im Körper mehr Schaden an, als er nutzt. Gesunden empfiehlt sie: „*Wer den Lauch roh essen will, der beize ihn zuerst in Wein oder in Essig unter Beigabe von Salz, sodass er im Wein oder im Salz so lange liegt, dass er in ihnen so gemäßigt wird, dass er seine schlimmen Kräfte in ihnen verliert.*"

VORRANGIG GEKOCHTE NAHRUNG

Ein Appell, der sich mit sämtlichen ganzheitlichen Ernährungslehren deckt, ist jener, dass wir vorrangig gekochte Nahrung zu uns nehmen sollen. Hier sind sich Hildegard von Bingen, die traditionelle chinesische Medizin und das indische Ayurveda im Allgemeinen einig.

Hildegard von Bingen erachtet ein paar wenige Lebensmittel dafür geeignet, auch oder vorrangig roh verzehrt zu werden, dazu gehören u.a. Fenchel, Äpfel und Petersilie. Aber im Allgemeinen legt auch sie Wert auf eine aufbereitete und gekochte Nahrung.

Die durch das Kochen zugeführte Nahrung stellt unserem Körper im Allgemeinen und der Verdauung im Speziellen die nötige Wärme zur Verfügung und bereitet die Nahrung so auf, dass sie optimal weiterverarbeitet und verdaut werden kann. Gerade Getreide wird in gekochter oder gebackener Form empfohlen. Das von vielen ernährungsbewussten Menschen so gerne gegessene rohe Müsli ist mit

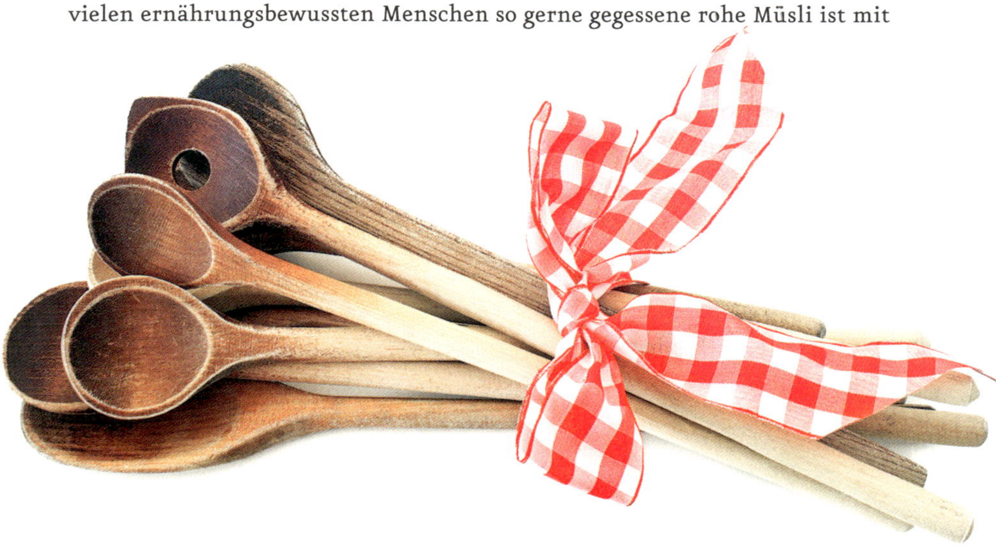

Vorsicht zu genießen und kann – vor allem wenn die Verdauungskraft ohnedies bereits nur mehr eingeschränkt funktioniert – häufig nicht gut aufgenommen werden.

HEILKRÄFTIGE NAHRUNG

Hildegard von Bingen hat bei der Analyse verschiedener Lebensmittel sehr genau unterschieden, welche Nahrungsmittel welchen Menschen zu welcher Zeit guttun oder schaden. Wir haben uns bei der Zusammenstellung des Rezeptteils vorrangig an jene Zutaten gehalten, die sie für Gesunde und Kranke gleichermaßen empfiehlt.

Dennoch ist es wesentlich, immer wieder darauf zu achten, was der ganz persönlichen Konstitution und Lebenssituation guttut und entspricht.

Und eines sei an dieser Stelle besonders betont: Finden Sie heraus, was Ihnen schmeckt und beobachten Sie die Reaktionen Ihres Körpers, Ihres energetischen Befindens und Ihrer Gefühle, um Ihrem ureigenen Bedürfnis auf die Spur zu kommen. Wir haben vielfach verlernt, auf uns und unseren Körper zu hören. Dieser ist jedoch meist klüger und weiser, als uns bewusst ist. Gerade Hildegard hat häufig darauf gepocht, dass wir unserer inneren Stimme und unserem Verstand folgen sollen – und dies sollte auch unsere Ernährungsgewohnheiten betreffen.

Naturgemäß sind seit der Zeit, in der Hildegard gelebt hat, viele Veränderungen ins Land gezogen – vor allem auch, was das Angebot und die Qualität unserer Nahrung betrifft. Wir können uns Hildegards Zugang und viele ihrer grundsätzlichen Erkenntnisse heute zunutze machen, sollten aber immer wieder die Aktualität und unsere eigenen Empfindungen und Erfahrungen überprüfen.

Was jedoch sicherlich als ein guter roter Faden dienen kann, ist, sich an der sogenannten „Grünkraft" – und den den Nahrungsmitteln innewohnenden heilsamen Kräften – zu orientieren. Dass weit gereiste, zum Teil gentechnisch veränderte oder industriell stark verarbeitete Lebensmittel ihre Wirkweise – wohl eher negativ – verändern, sollte uns bewusst sein.

Der größte Lehrmeister der Äbtissin war die Natur selbst. Wie die Meister aller großen und ganzheitlichen Systeme hat sie ihre Umwelt mit scharfem Verstand beobachtet und viele ihrer Erkenntnisse in ihre Ernährungslehre einfließen lassen.

Wenn wir dasselbe Interesse und dieselbe Genauigkeit heute anwenden, können wir vieles erfahren, was unserer Gesundheit dienlich ist. Wann wächst was und wo? Das ist eine Frage, die uns viel darüber Aufschluss geben kann, wann uns welche Lebensmittel von Nutzen sein können und wann sie uns eher schaden.

Dass tropisches Obst in kalten Wintertagen meist kontraproduktiv ist, sagt uns eigentlich der gesunde Hausverstand. So sorgen beispielsweise Zitronen und Orangen in den Tropen bei hohen Temperaturen dafür, dass unser Körper gekühlt wird und wir nicht so viel schwitzen müssen. Sie wirken kühlend, sie ziehen zusammen und halten so Flüssigkeit im Körper. Wie sinnvoll der Einsatz solcher Früchte bei minus 10 Grad ist, ist nicht schwer zu erraten. Wenn wir dann auch spüren, dass uns ein Glas Orangensaft zum Frühstück im Winter ordentlich frösteln lässt, brauchen wir nicht mehr viele Lehren und kluge Bücher, um zu einem Essverhalten zurückzukehren, das uns guttut und für ein angenehmes Körpergefühl sorgt.

MENGEN REDUZIEREN

Hildegard von Bingen hat sich mehrfach darüber geäußert, dass die „Völlerei" ein Problem darstellt, das unserer Gesundheit ordentlich zu schaffen machen kann. Sie ist mit dieser Meinung nicht alleine. Wir leben in einer Gesellschaft, deren Reichtum sämtliche Zeitepochen der Vergangenheit bei weitem übertrifft. Ein Ausdruck dieses Reichtums ist das Übermaß an Lebensmitteln, das uns heute zur Verfügung steht. Zu Hildegards Zeiten betraf dieses Problem vorrangig den Adel und die oberen Gesellschaftsschichten. Heute zieht sich das Problem der Überernährung, Fettleibigkeit und der daraus entstehenden Krankheiten durch alle Gesellschaftsschichten.

Die Qualität unserer Nahrungsmittel jedoch hat einen Tiefstand erreicht, der ebenfalls einzigartig in der Geschichte ist. Unreif geerntet, zu lange gelagert, von Pestiziden und anderen Chemikalien verseucht, industriell verarbeitet, gentechnisch verändert – so kommt heute ein Großteil unserer Nahrung auf den Teller. Die darin enthaltene „Subtilität" oder „Grünkraft" lässt wohl mit Sicherheit zu wünschen übrig ...

Da in den von uns aufgenommenen Nahrungsmitteln häufig wenig „Energie" vorhanden ist, versuchen wir dies mit großen Mengen auszugleichen, um doch noch „irgendwie" satt zu werden. Ein Teufelskreis, der nicht zum erwünschten Ergebnis führen kann.

SÄTTIGUNGSGEFÜHL WIEDER SPÜREN LERNEN

Zudem sind wir in der Zwischenzeit gewohnt, für das Essen – und Kochen – keine Zeit mehr zu haben. Wir essen nebenbei, vor dem Fernseher, bei der Arbeit, im Gehen, schnell zwischendurch, im Gespräch, telefonierend, vor dem Computer. Unsere Aufmerksamkeit ist meist überall anders, nur nicht dort, wo sie eigentlich sein sollte. Und dabei übersehen wir häufig den Punkt, dass wir eigentlich bereits satt sind. Und überessen uns, oft mehrmals täglich ...

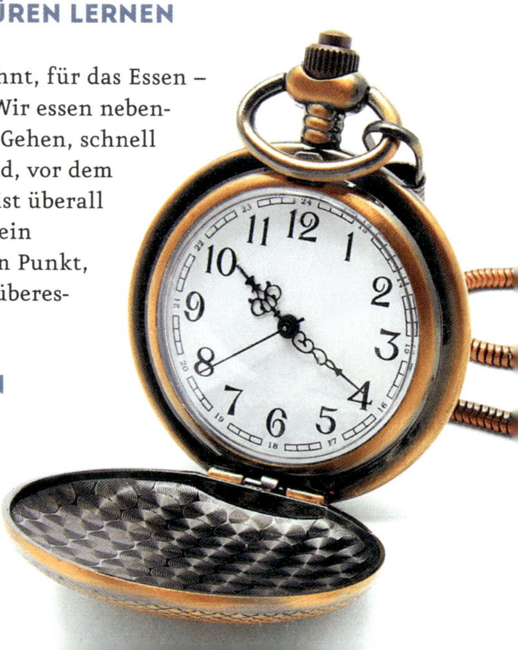

UNREGELMÄSSIGE ESSENSZEITEN

Oder aber das Gegenteil ist der Fall. Wir haben keine Zeit mehr für das Essen, geschweige denn für das Kochen – und lassen Mahlzeiten ganz einfach aus. Allen voran gerne das Frühstück, das uns eigentlich mit der Energie für einen anstrengenden Tag ausstatten sollte.

Untertags gibt es dann schnell etwas zwischendurch, oft ungekocht und in schlechter Qualität, und am Abend, wenn unser Körper eigentlich auf Ruhe und Entgiftung umschalten möchte, überladen wir ihn mit viel zu großen Mengen, um die Leere in unserem Magen – und unsere Energie, die uns den ganzen Tag über gefehlt hat – aufzufüllen. Hier setzen Heißhungerattacken ein und wir verlieren abermals das Gefühl dafür, was unser Organismus noch schafft zu verdauen – oder eigentlich braucht.

WERTSCHÄTZUNG UNS SELBST UND DER NATUR GEGENÜBER

Wenn wir uns von den Lehren der heilkundigen und weisen Frau etwas abschauen wollen, sollten wir wieder zurückfinden zur Wertschätzung der Natur und uns selbst gegenüber.

Wenn wir diese wieder zurückerlangen, können wir unserem Körper, aber auch unseren Kindern, der Familie und letztlich der Gesellschaft vieles geben. Dazu müssen wir aber wieder spüren lernen, was uns guttut und wie unterschiedliche Energien auf uns und andere wirken.

GENUSS UND FREUDE BEIM ESSEN

Damit wir die Energie, die uns ein hochwertiges und gesundes Essen zur Verfügung stellen kann, gut aufnehmen können, müssen wir beim Essen Genuss und Freude empfinden.

Wir wollen mit dem nun folgenden Rezeptteil Lust machen – auf eine energiereiche UND schmackhafte Küche. Keine langweiligen und fantasielosen, sondern lustvolle und kreative Gerichte warten auf Sie, damit Sie vom Wissen der heilkundigen Äbtissin auf genussvolle Art profitieren können.

Wer vegan genießen möchte, kann übrigens bei vielen der vegetarischen Gerichte Butter mit hochwertigem Pflanzenfett ersetzen.

In diesem Sinn wünschen wir gutes Gelingen, viel Lust beim Kochen und freudvollen Genuss beim Essen!

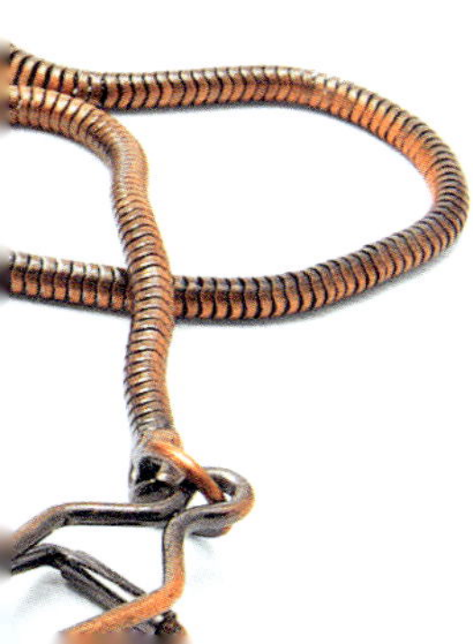

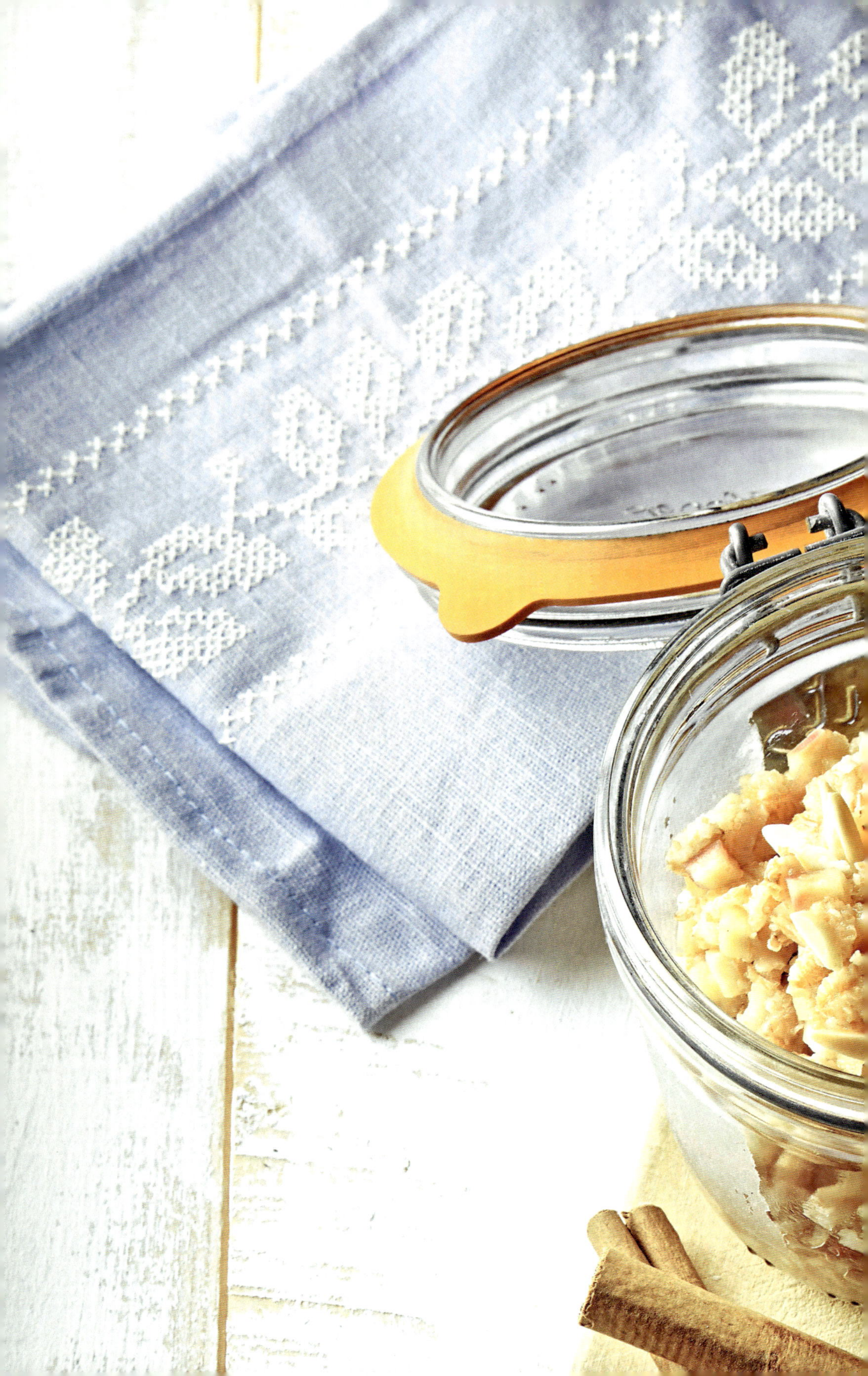

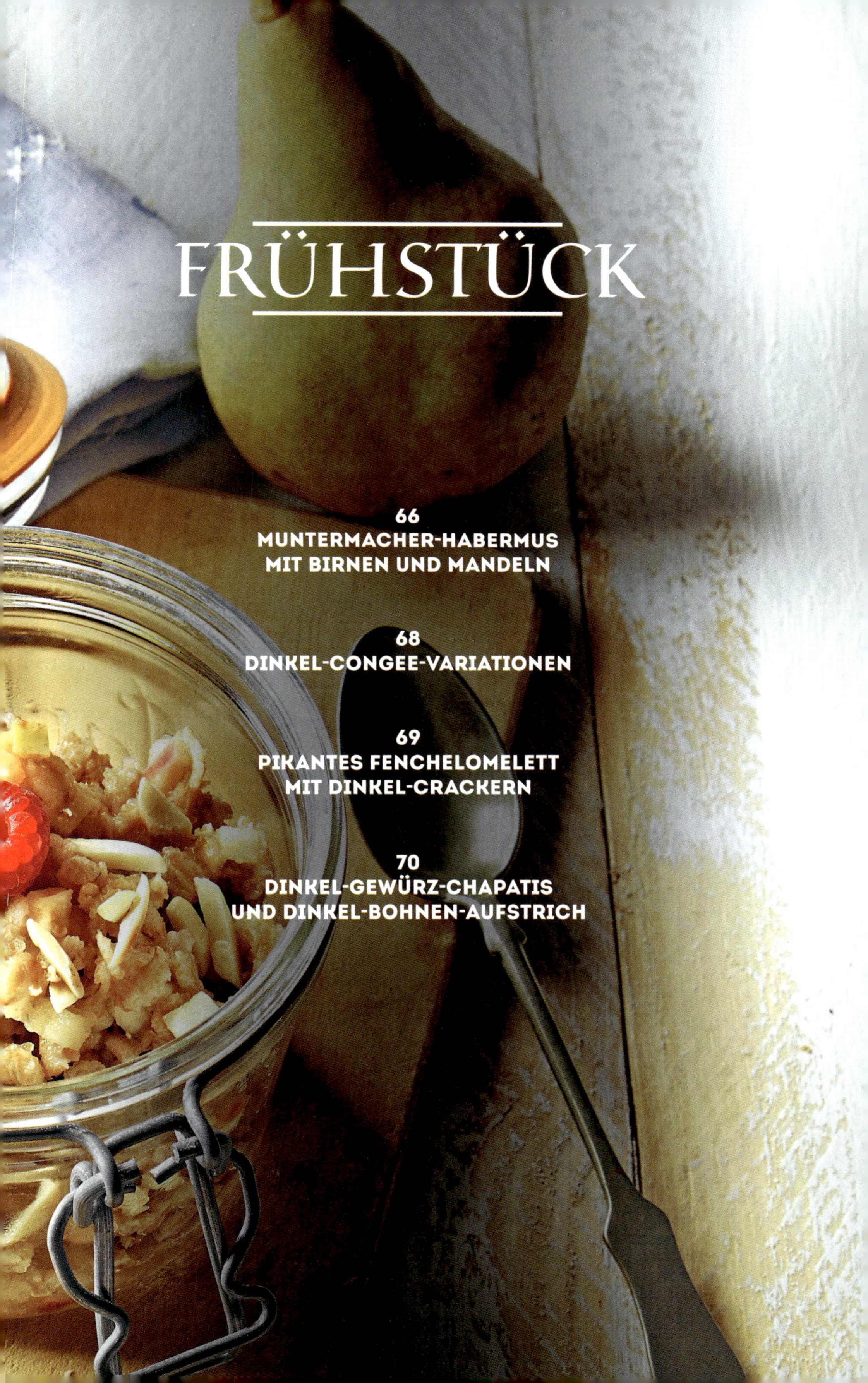

FRÜHSTÜCK

FÜR 2 PORTIONEN

MUNTERMACHER-HABERMUS MIT BIRNEN UND MANDELN

Dinkel ist der Grundpfeiler der Hildegard-Küche, deshalb wird er schon zum Frühstück aufgetischt. Er ist laut Hildegard das beste Getreide und bereitet „rechtes Fleisch", „rechtes Blut", macht „frohen Sinn" und „Freude im Gemüt".

Der perfekte Start in den Tag!

1 Birne (alternativ 1 Apfel) \ 1 Tasse Dinkelflocken \ 2 Tassen Wasser
Etwas Abrieb einer Bio-Zitrone \ 1 Prise Bertram gemahlen \ 1 Prise Galgant gemahlen
1 Prise Zimt gemahlen \ Honig nach Geschmack \ 1 Handvoll Mandelstifte

Die Birne in kleine Würfelchen schneiden. Die Dinkelflocken mit der Birne und dem Wasser 5 bis 10 Minuten auf mittlerer Flamme zu einem Brei kochen. Mit Zitronenabrieb, Bertram, Galgant und Zimt würzen und vom Herd nehmen. In eine Frühstücksschüssel umfüllen und nach Geschmack mit Honig süßen.

Die Mandelstifte in einer Pfanne trocken rösten (ohne Fett) und das Habermus damit bestreuen.

Tipp: In Bioläden und Reformhäusern gibt es auch fertige Habermusmischungen zu kaufen, z.B. von SONNENTOR – diese müssen nur mehr mit heißem Wasser aufgekocht und nach Bedarf mit Honig gesüßt werden.

vegetarisch \ laktosefrei

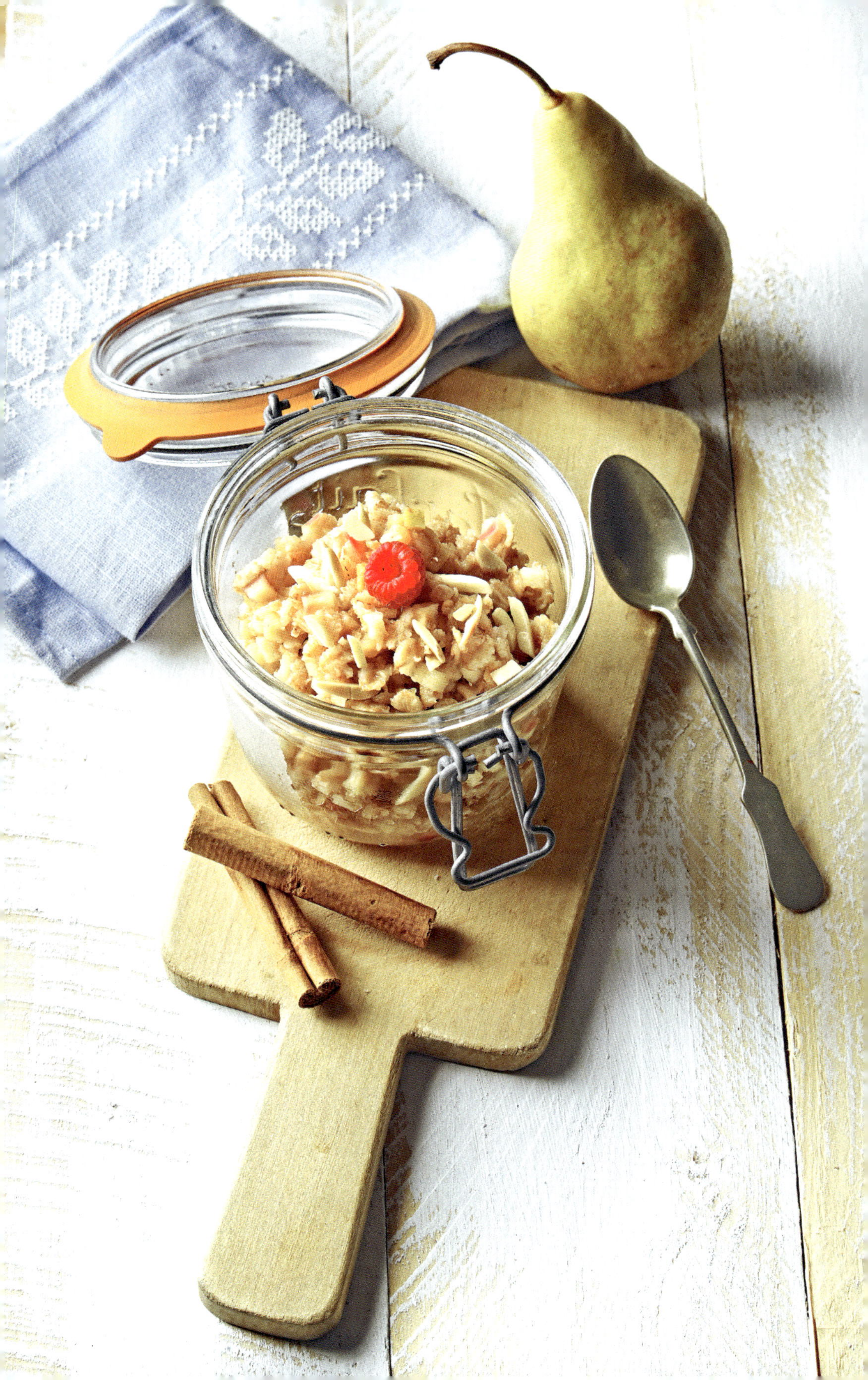

FÜR 4 PERSONEN

DINKEL-CONGEE-VARIATIONEN

„Congees" werden in China traditionellerweise mit Reis gekocht und gelten als eine der gesündesten warmen Frühstücksvarianten in der traditionellen chinesischen Ernährungslehre.

Hier werden Dinkel und Hildegard-Gewürze verwendet.
Das Grundrezept des Dinkel-Congees: Dinkelkörner und Wasser im Verhältnis 1:7 bis 1:10 (je nach gewünschter Konsistenz) rund 4 bis 5 Stunden lang auf kleiner Flamme kochen, bis der Dinkel vollständig zerkocht ist und eine sämige Konsistenz entsteht. Diesen Brei können Sie in Schraubgläsern bis zu einer Woche im Kühlschrank aufbewahren und in verschiedenen Variationen abwandeln bzw. weiterverarbeiten.

Süßes Dinkel-Congee:
1 kleine Tasse Dinkel \ 7–10 kleine Tassen Wasser \ 2 Äpfel \ 2 Birnen \ 1 Handvoll Rosinen
1 Prise Zimt gemahlen \ 1 Prise Nelken gemahlen \ 1 Prise Galgant gemahlen \ Honig nach Belieben

Wie im Grundrezept oben angegeben ein Dinkel-Congee zubereiten.
Äpfel und Birnen schälen, Kerngehäuse entfernen und in kleine Würfel schneiden.
Das Congee mit dem Obst gemeinsam abermals aufkochen, Rosinen und Gewürze beifügen.
Nach Belieben mit Honig süßen.

Pikantes Dinkel-Congee:
1 kleine Tasse Dinkel \ 7–10 kleine Tassen Wasser \ 1 Fenchelknolle \ 2 kleine Karotten
Gemüsesuppenwürze \ 1 Prise Bertram gemahlen \ 1 Prise Quendel gemahlen
1 Prise Galgant gemahlen \ Salz

Wie im Grundrezept oben angegeben ein Dinkel-Congee zubereiten.
Fenchel waschen, Strunk entfernen und die Knolle in feine Streifen schneiden.
Karotten schälen und in dünne Scheiben oder Würfelchen schneiden.
Das Gemüse in dem Congee weich kochen, mit Suppenwürze und den Gewürzen abschmecken und heiß als warmes Frühstück oder leichtes Abendessen servieren.

vegetarisch \ ohne Honig vegan \ laktosefrei

FÜR 4 PERSONEN

PIKANTES FENCHELOMELETT MIT DINKEL-CRACKERN

Galgant gehört zur Familie der Ingwer-Gewächse und stammt ursprünglich aus Asien.
Hildegard zählt ihn zu ihren wichtigsten Gewürzen.
Sein Duft erinnert an süßen Senf und Ingwer.
Geschmacklich hat er eine pikante Schärfe und einen fein-herben Ton.

2 TL Fenchelsamen \ 1 Fenchelknolle \ 4 Eier \ 1 Prise Galgant gemahlen \ Salz
Butter \ Dinkel-Cracker, z.B. „Hol Dir Schwung Cracker“ von SONNENTOR

Die Fenchelsamen im Mörser grob mahlen.
Die Fenchelknolle waschen und in feine Streifen schneiden.
Die Eier verquirlen und mit dem Fenchel und
den gemörserten Fenchelsamen verrühren.
Mit Galgant und Salz abschmecken.

Butter in der Pfanne erhitzen und die Eimasse hineingießen.
Bei mittlerer bis geringer Hitze langsam garen, bis das Ei stockt.
Die Pfanne mit einem Teller zudecken und das Omelett auf den Teller stürzen.
Danach mit der ungebackenen Seiten unten wieder in
die Pfanne gleiten lassen. Wenige Minuten fertig backen.

Das Fenchelomelett in vier Teile teilen und mit Dinkel-Crackern zum Frühstück servieren.

vegetarisch \ laktosearm

FÜR 4 PERSONEN

DINKEL-GEWÜRZ-CHAPATIS UND DINKEL-BOHNEN-AUFSTRICH

Dieses vollwertige Fladenbrot eignet sich als Brot zum Frühstück, als Beilage zu diversen Currygerichten oder als gesunder Snack mit Gemüse-Aufstrichen und Salaten. Als herzhafte Variation mit Mutterkümmel würzen!

Für den Aufstrich:
100 g Dinkelreis \ 400 ml Gemüsesuppe \ 100 g gekochte weiße Bohnen
1 Knoblauchzehe \ Sonnenblumenöl \ 1 kleiner Bund Petersilie \ 1 Bio-Zitrone
Galgant gemahlen \ Quendel gemahlen \ Salz

Für die Chapatis:
500 g Dinkel-Vollkornmehl \ 250 ml Wasser \ 1 TL Galgant gemahlen
1 Prise Bertram gemahlen \ 1 Prise Muskat gemahlen \ 2 TL Salz \ 2 EL Sonnenblumenöl

Für den Aufstrich den Dinkelreis in Gemüsesuppe sehr weich kochen. Mit den Bohnen und dem Knoblauch in der Küchenmaschine zerkleinern. Langsam Öl einmixen, bis die gewünschte Konsistenz entsteht. Petersilie fein hacken und beifügen. Mit etwas Saft und Abrieb einer Bio-Zitrone, Galgant, Quendel und Salz abschmecken.

Für die Chapatis alle Zutaten 10 bis 15 Minuten mit der Hand oder in der Küchenmaschine zu einem festen Teig kneten. Den Teig im Anschluss mindestens 1 Stunde zugedeckt rasten lassen. (Für das Frühstück am besten am Vortag zubereiten und einfach über Nacht rasten lassen.)

Golfballgroße Kugeln daraus entnehmen und mit dem Nudelwalker zu dünnen Fladen ausrollen. In einer gusseisernen oder beschichteten Pfanne unter mehrmaligem Wenden bei mittlerer Hitze (Achtung nicht zu kühl und nicht zu heiß!) backen (kein Fett verwenden!).

Am besten schmecken die Chapatis ganz frisch aus der Pfanne!

Tipp: Den Aufstrich können Sie variieren und auch mit anderen Bohnen oder Kichererbsen zubereiten!

vegan \ hefefrei \ laktosefrei

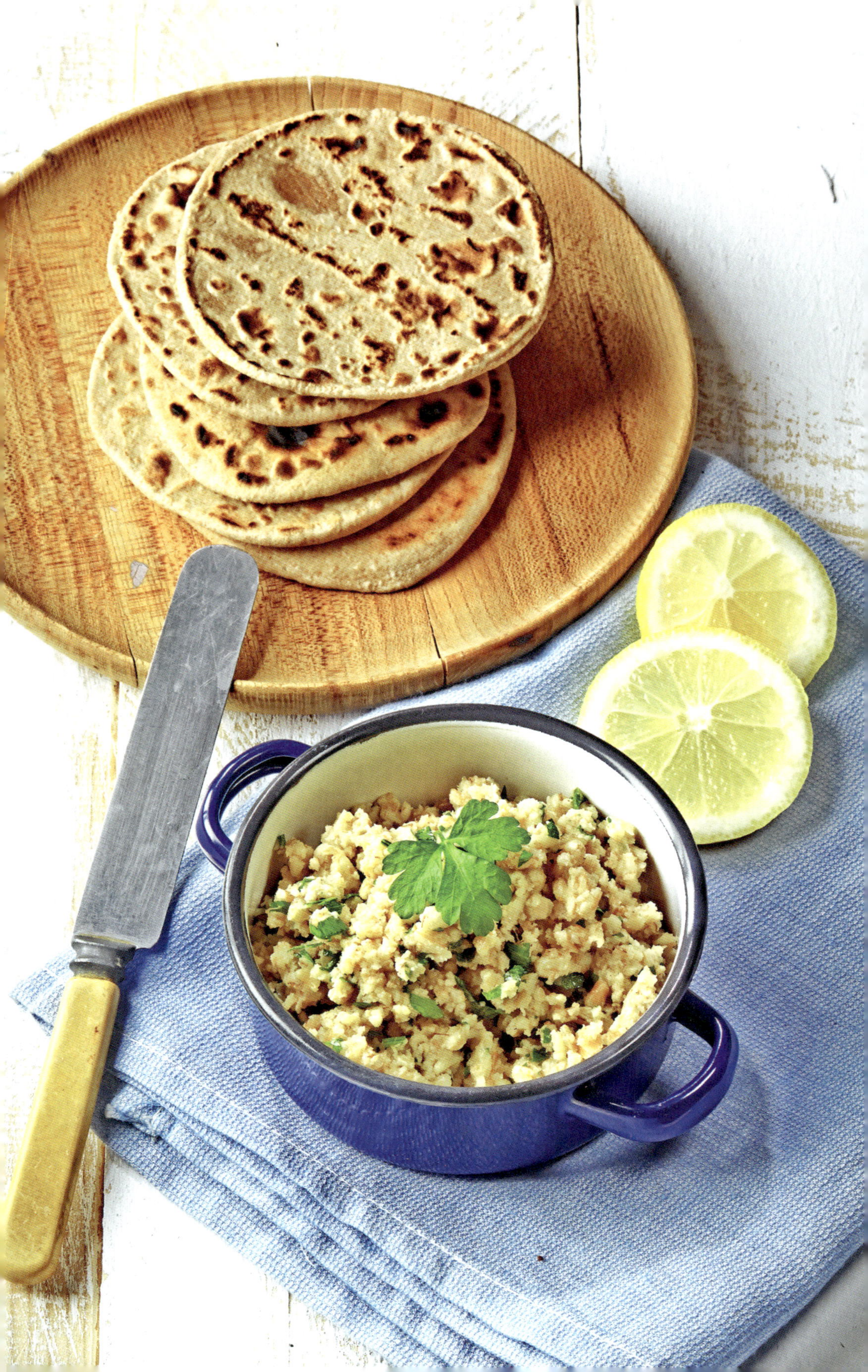

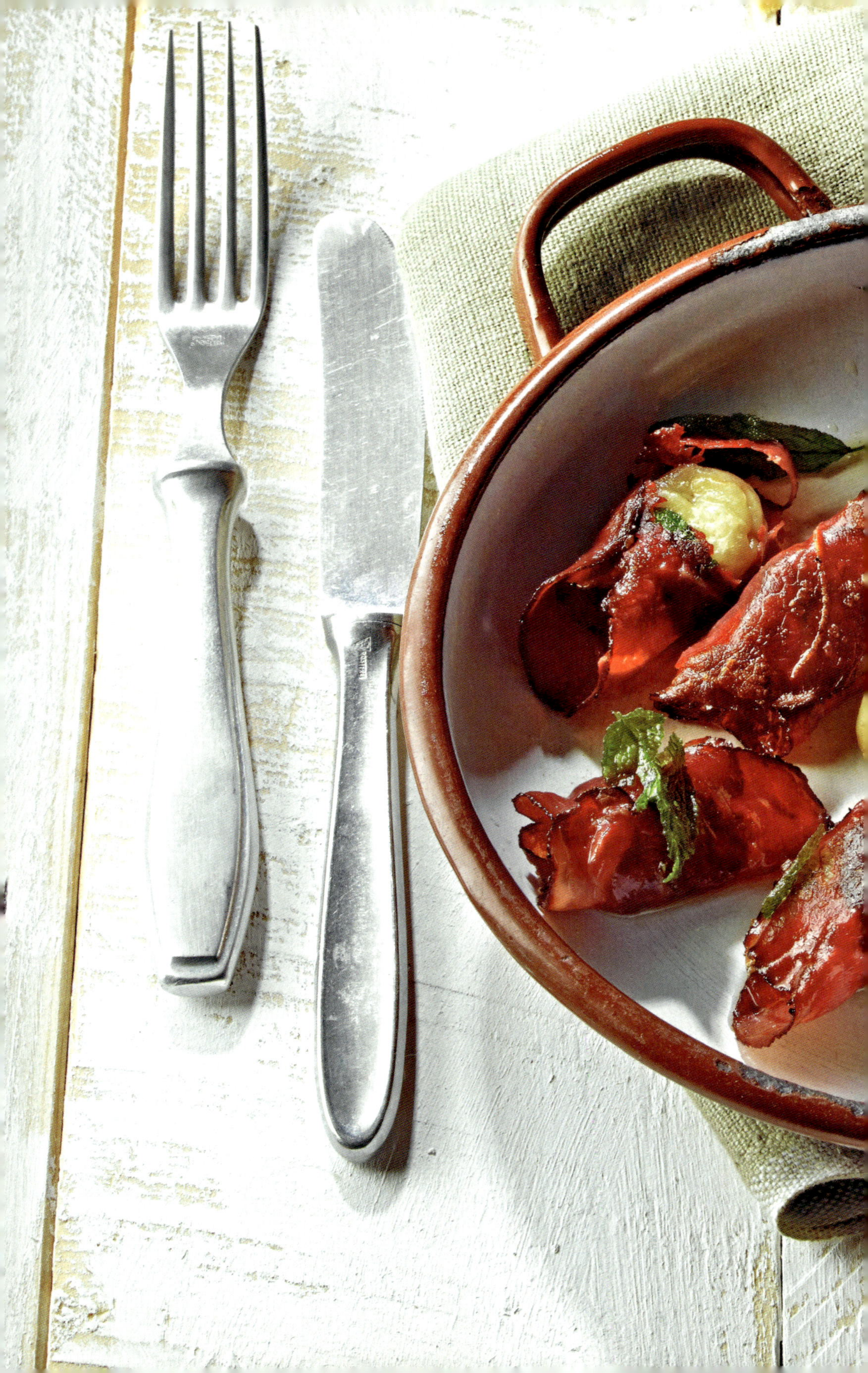

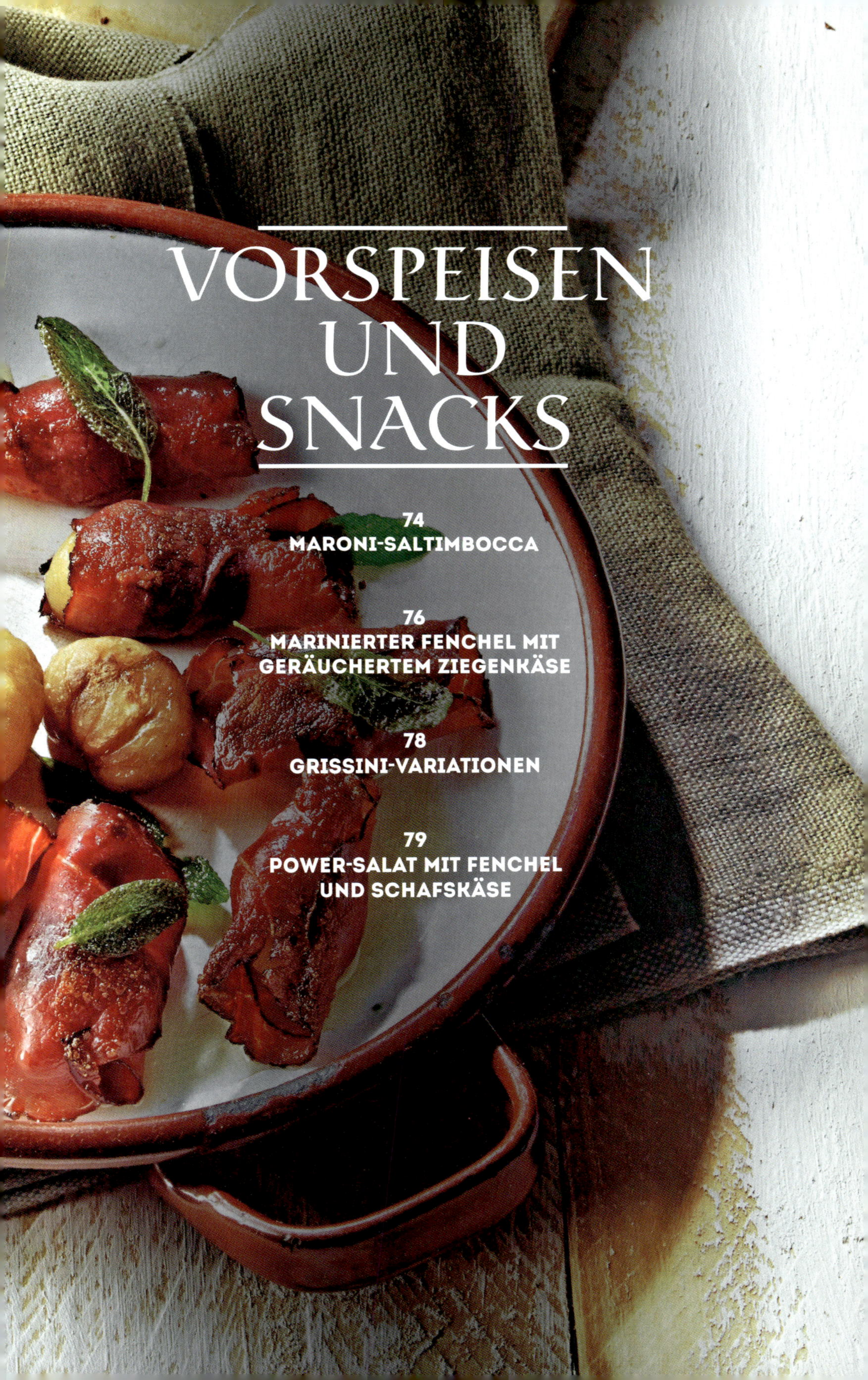

VORSPEISEN UND SNACKS

FÜR 4 PERSONEN

MARONI-SALTIMBOCCA

Hildegard empfiehlt Maroni (Edelkastanien) Menschen, die unter Traurigkeit leiden, jenen mit Herz- und Leberschmerzen und zur Stärkung von Milz und Magen.

150 g hauchdünn geschnittener Wildrohschinken (Reh oder Hirsch)
200 g vorgegarte Maroni (Edelkastanien) \ 1 Handvoll frische Salbeiblätter \ 1 Schuss Walnussöl

Den Wildschinken auflegen und jeweils mit einem Salbeiblatt belegen. Jeweils eine Maroni darauf platzieren und mit dem Rohschinken umwickeln.

In einer Pfanne mit einem Schuss Walnussöl knusprig braten.

Zusätzlich noch ein paar Salbeiblätter in dem heißen Öl kurz frittieren und mit den Maroni-Häppchen servieren.

Tipp: Als Amuse Gueule lauwarm zu einem Aperitif servieren oder als Beilage reichen. Dazu schmeckt Dinkelbrot (S. 122).

laktosefrei \ ohne Dinkelbrot glutenfrei

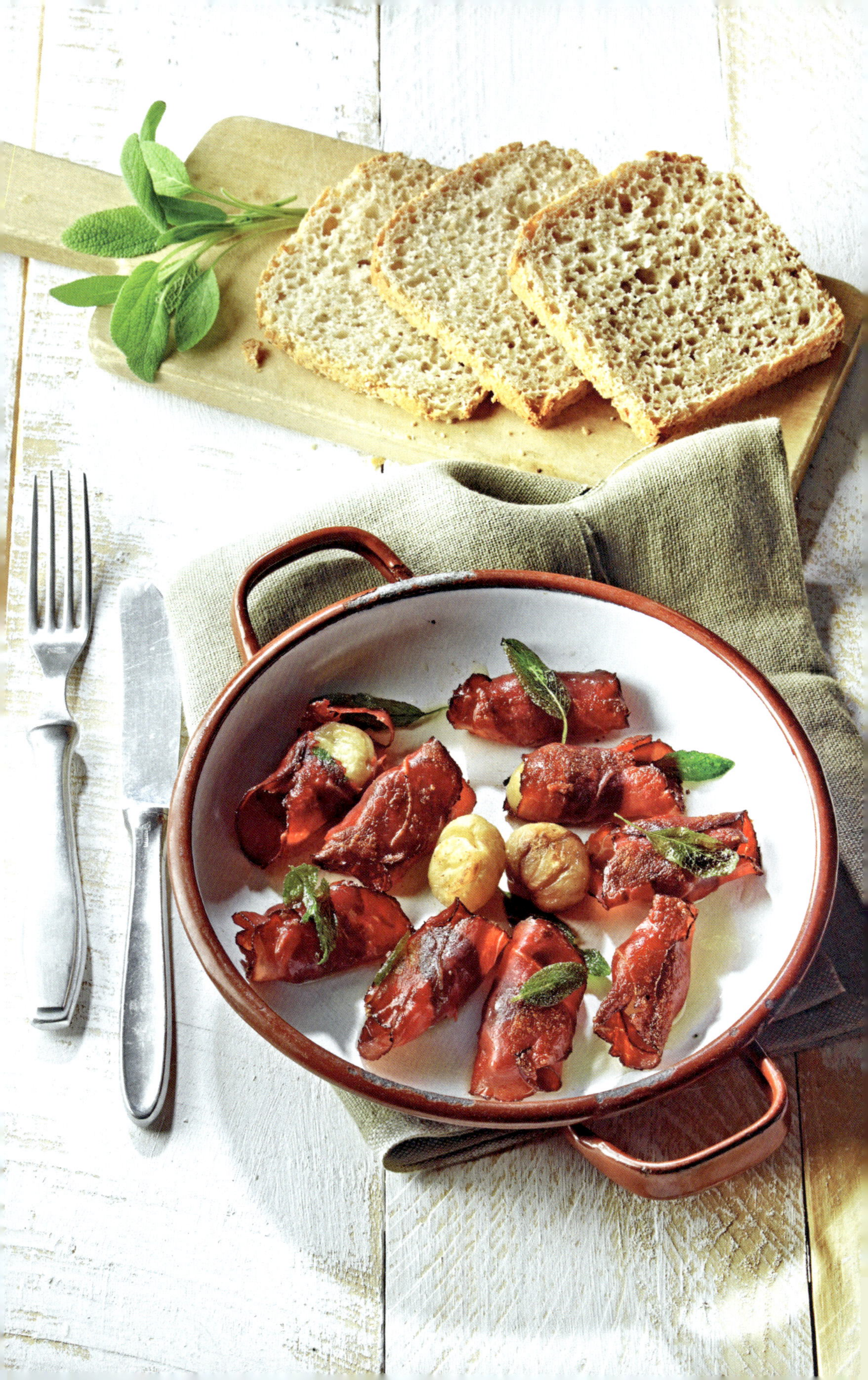

FÜR 4 PERSONEN

MARINIERTER FENCHEL MIT GERÄUCHERTEM ZIEGENKÄSE

Fenchel ist eines der wenigen Gemüse, deren Verzehr
Hildegard von Bingen auch roh empfiehlt.

2–3 große Fenchelknollen \ 200 g sonnengereifte Himbeeren
250 g geräucherter Ziegenkäse (alternativ Schafskäse)
Walnussöl \ Himbeeressig \ Salz

Den Fenchel waschen, den Strunk und die holzigen Enden entfernen
und die Knollen in sehr dünne Scheiben schneiden.

Die Himbeeren verlesen, waschen und gut abtropfen lassen.
Den Ziegenkäse in dünne Scheiben schneiden.

Nun die Fenchelscheiben auf einer Platte auflegen und mit den Käsescheiben garnieren.
Mit Walnussöl und Himbeeressig beträufeln und mit einer Prise Salz würzen.

Mit den Himbeeren dekorieren und als Vorspeise servieren.

vegetarisch \ glutenfrei

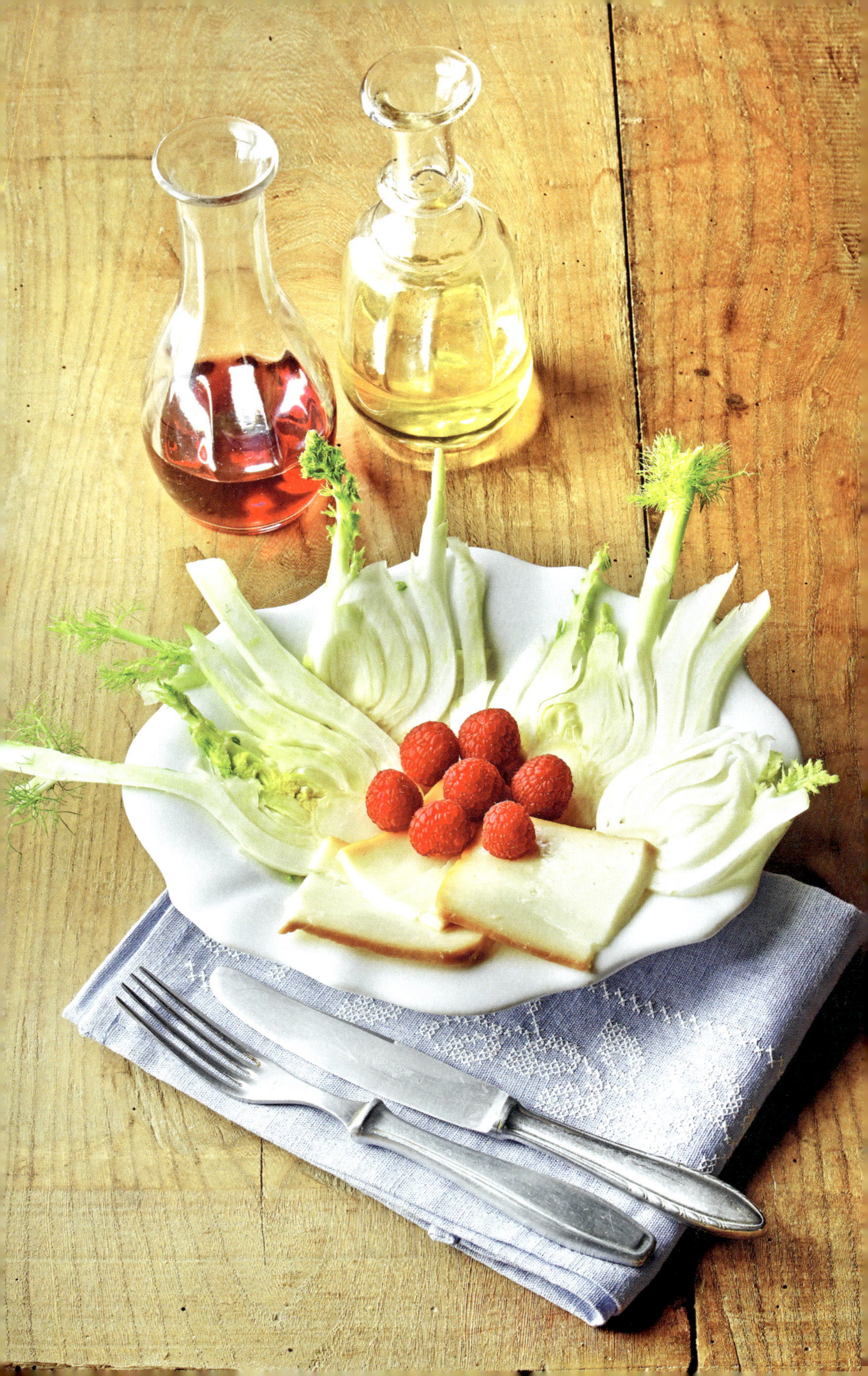

FÜR 4 PERSONEN

GRISSINI-VARIATIONEN

Grissini sind ein Klassiker der italienischen Antipasti-Küche.
Die Hildegard-Variante der knusprigen Stäbchen besteht freilich aus Dinkel
und nicht aus Weizen. Dinkel ist vitamin- und ballaststoffreich,
hat einen hohen Eiweißanteil und enthält viel Magnesium.

1 Karotte \ 1 Zucchini \ 250 g Dinkel-Grissini (z.B. von SONNENTOR)
100 g Hirschrohschinken \ Sonnenblumenöl \ Hildegard-Gewürze nach Wahl

Die Karotte schälen. Die Zucchini waschen. Beides mit dem Sparschäler
in dünne Streifen schneiden und in heißem Salzwasser kurz blanchieren.

Einen Teil der Grissini mit dem hauchdünn geschnittenen Hirschrohschinken umwickeln.
Für den anderen Teil das Öl mit den Gewürzen mischen und die Karotten-
oder Zucchinistreifen damit bestreichen, dann um die Grissini wickeln.
Bei Bedarf Schinken bzw. Gemüsestreifen an den Enden mit je einem
halben Zahnstocher fixieren.

Zum Aperitif servieren.

laktosefrei

FÜR 4 PERSONEN

POWER-SALAT MIT FENCHEL UND SCHAFSKÄSE

Hier ein Salat, der sich gut ins Büro mitnehmen lässt. Er liefert die geballte Dinkel-Power, die Nährstoffe von Apfel, Fenchel und Schafskäse und die gesundheitsfördernde Kraft der Hildegard-Gewürze.

250 g Dinkelkörner \ 1 große Fenchelknolle \ 1 großer saftiger Apfel (oder 2 kleine) 200 g Schafskäse \ 1 Bund Petersilie \ 1 Knoblauchzehe \ Weißweinessig Walnussöl \ Salz \ Quendel gemahlen \ Galgant gemahlen

Das Getreide über Nacht in kaltem Wasser einweichen und am nächsten Tag rund 40 Minuten weich kochen und noch etwas nachquellen lassen.

Den Fenchel waschen, den Strunk entfernen und die Knolle in sehr feine Streifen oder Würfel schneiden. Die Äpfel waschen. Jeweils das Kerngehäuse entfernen und das Obst in kleine Würfel schneiden. Den Schafskäse ebenfalls würfeln. Die Petersilie waschen, trocken schütteln und fein hacken. Knoblauch schälen und fein hacken.

Nun das gekochte Getreide mit der Petersilie, Schafskäse, Knoblauch, Apfel und Fenchel vermengen. Mit Weißweinessig, Walnussöl, Salz, Quendel und Galgant abschmecken. Den Salat ein bisschen durchziehen lassen und zimmerwarm servieren.

Tipp: Der Salat schmeckt auch köstlich mit gedämpften Karottenwürfelchen!

vegetarisch

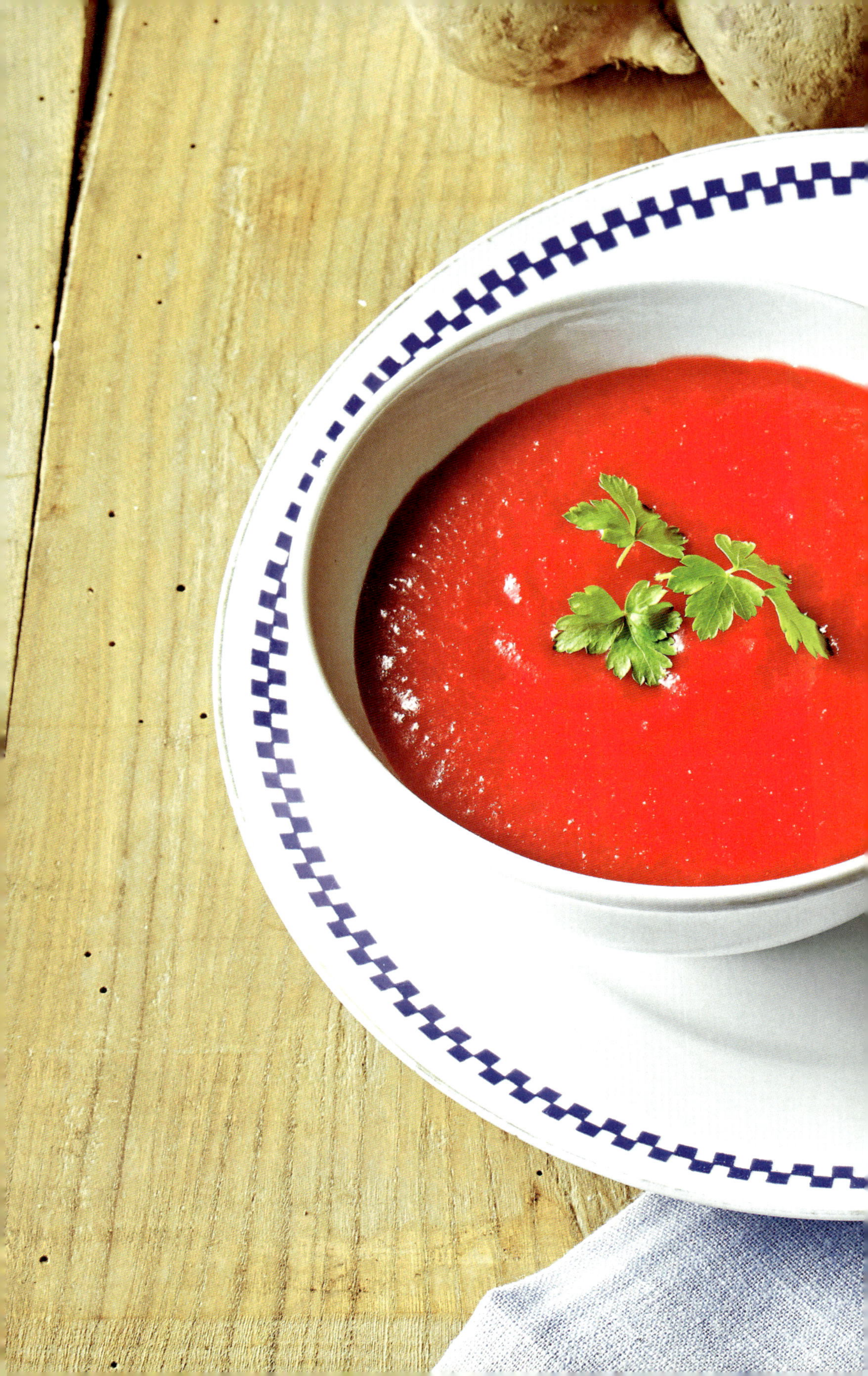

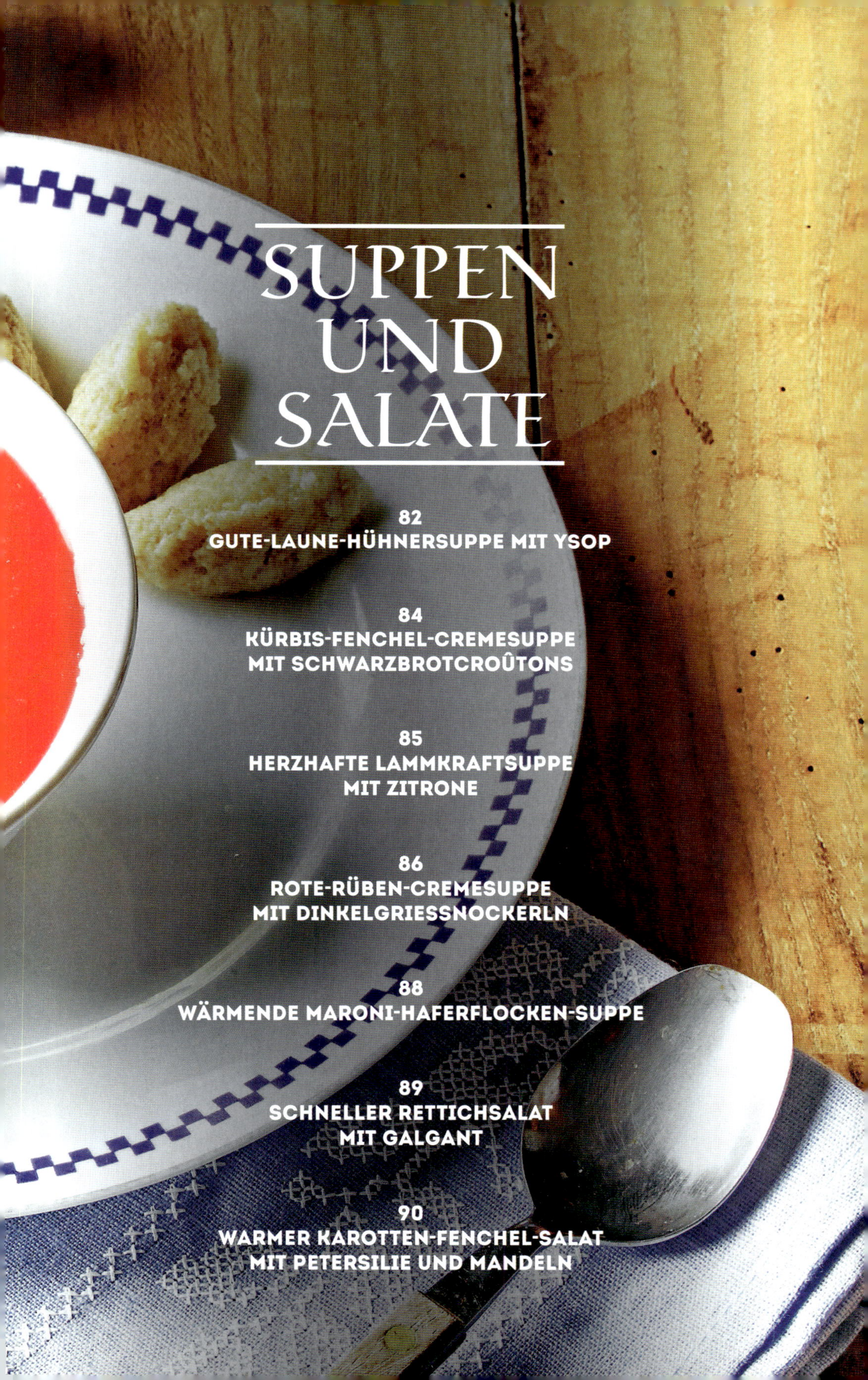

SUPPEN UND SALATE

FÜR 4 PERSONEN

GUTE-LAUNE-HÜHNERSUPPE MIT YSOP

Huhn erquickt die Kranken, meint Hildegard. Nicht umsonst ist die Hühnersuppe – vor allem, wenn sie mit viel Liebe zubereitet ist – ein klassisches Stärkungsmittel.

1 Suppenhuhn \ 3 Karotten \ 1 Petersilienwurzel \ 1/2 Sellerieknolle
1 kleine Fenchelknolle \ 3 l kaltes Wasser \ 1 kleiner Bund Petersilie \ 2 TL Ysop gemahlen
1 TL Galgant gemahlen \ 1 TL Bertram gemahlen \ 1 TL Quendel gemahlen
Salz \ 100 g Vollkorn-Dinkelsuppennudeln

Das Huhn waschen. Karotten, Petersilienwurzel und Sellerie schälen. Den Fenchel waschen, Strunk entfernen und die Knolle in mundgerechte Stücke schneiden.

Wasser in einen Suppentopf füllen und das Huhn, das Gemüse, die Gewürze und Salz beifügen. Einmal aufkochen lassen, anschließend die Hitze reduzieren und auf kleiner Flamme rund 2 bis 3 Stunden kochen.

Das Fleisch von den Knochen lösen. Hühnerfleisch und Gemüse in mundgerechte Stücke schneiden. Petersilie waschen und fein hacken.

Die Dinkelnudeln weich kochen und die heiße Suppe mit Nudeln, Gemüse und Fleischstücken anrichten. Mit gehackter Petersilie bestreut servieren!

laktosefrei

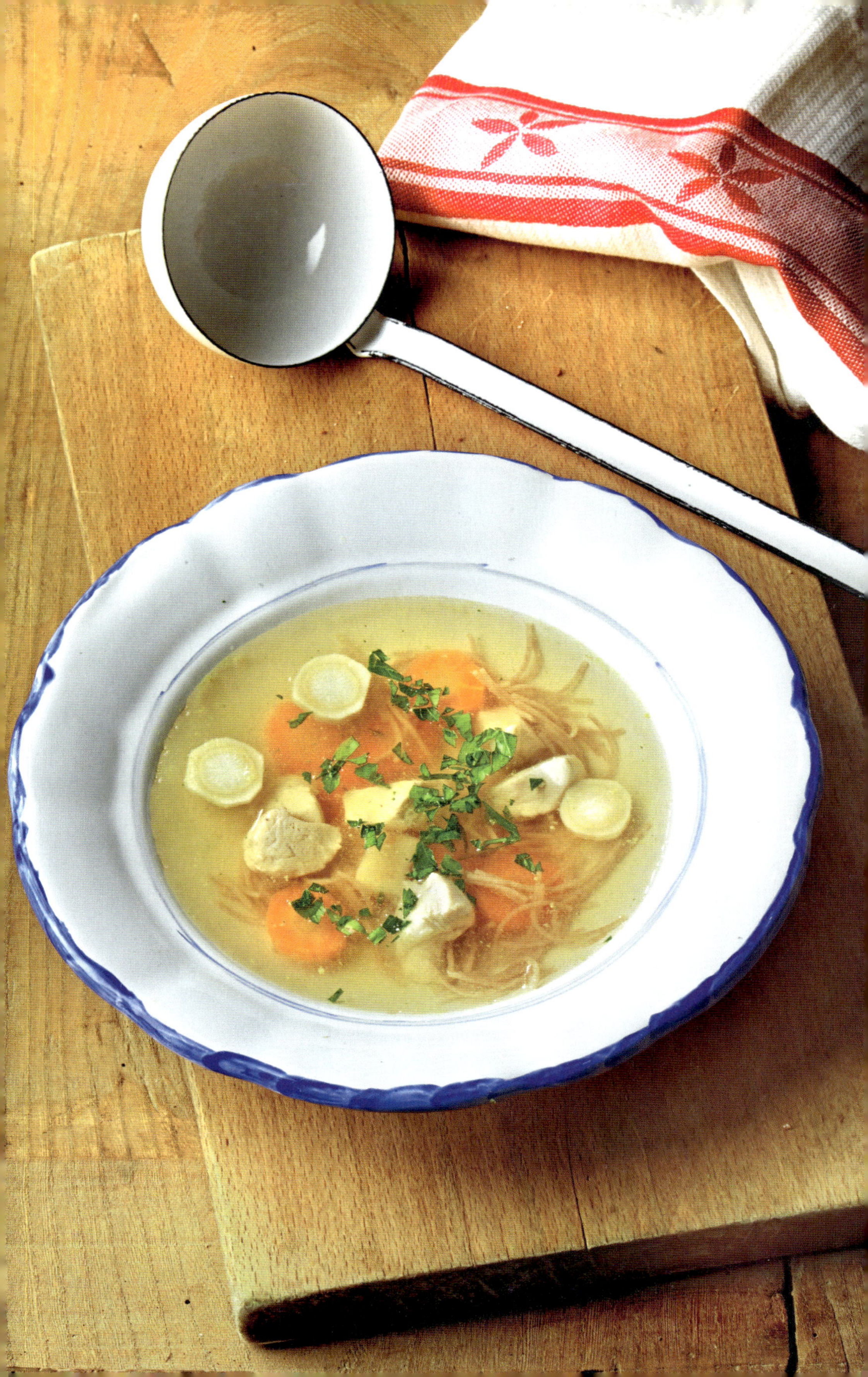

FÜR 4 PERSONEN

KÜRBIS-FENCHEL-CREMESUPPE MIT SCHWARZBROTCROÛTONS

Eine wärmende Kürbissuppe tut dem Gemüt und der Verdauung gut.
Besonders melancholisch veranlagte Menschen sollten Kaltes und Rohes meiden.

200 g Fenchelknolle \ 500 g Butternusskürbis \ Sonnenblumenöl
800 ml Gemüsesuppe \ 1/2 TL Galgant gemahlen \ 1/2 TL Quendel gemahlen
1/2 TL Bertram gemahlen \ 2 EL Dijonsenf \ 1 Schuss Apfelessig
100 ml Schlagobers (Sahne) \ Salz \ 2 Scheiben Dinkelschwarzbrot

Den Fenchel waschen und in feine Streifen schneiden. Fenchelgrün fein hacken und beiseitelegen. Butternusskürbis schälen und in Stücke schneiden.

Öl in einem Kochtopf erhitzen und den Fenchel darin andünsten.
Kürbis beifügen und mit Suppe aufgießen.
Mit Galgant, Quendel und Bertram würzen und weich kochen.
Dijonsenf beifügen und die Suppe pürieren.
Obers beifügen und nochmals aufmixen.
Mit Salz und einem Schuss Apfelessig abschmecken.

Das Brot in kleine Würfel schneiden und in heißem Öl kross braten. Etwas salzen.

Die heiße Suppe in Tellern anrichten und mit den Croûtons und dem Fenchelgrün bestreut servieren.

Tipp: Die Suppe schmeckt auch mit Zucchini oder Hokkaido-Kürbis!

vegetarisch

FÜR 4 PERSONEN

HERZHAFTE LAMMKRAFTSUPPE MIT ZITRONE

Schaf- und Lammfleisch werden in der Hildegard-Küche gerne verwendet.
Hildegard empfiehlt Lamm besonders im Sommer.

2 Karotten \ 1 Fenchelknolle \ 300 g Lammfleisch \ Sonnenblumenöl \ 1 l Gemüsesuppe
2 Zweige Bohnenkraut \ 2 Zweige Zitronenthymian \ 400 g gekochte weiße Bohnen
1/2 TL Ysop gemahlen \ 1 TL Galgant gemahlen \ 1 TL Quendel gemahlen \ Salz
Saft und Abrieb von 1/2 Bio-Zitrone \ 1 kleine Knoblauchzehe \ 1 Bund Petersilie

Karotten schälen und in Scheiben schneiden.
Fenchel waschen und in feine Streifen schneiden.
Lammfleisch in mundgerechte Würfel schneiden.

Etwas Öl erhitzen und den Fenchel kurz darin andünsten.
Fleisch beifügen und mit Suppe aufgießen.
Bohnenkraut und Thymian dazugeben und bei niedriger
bis mittlerer Hitze rund 35 Minuten köcheln.
Karotten beifügen und weitere 15 Minuten kochen.
Anschließend die weich gekochten Bohnen beifügen und weitere
5 bis 10 Minuten garen. Mit Ysop, Galgant, Quendel und Salz würzen
und mit dem Schalenabrieb und dem Saft einer halben Zitrone aromatisieren.

Kurz vor dem Anrichten sehr fein gehackten Knoblauch und Petersilie beifügen.
Heiß servieren!

laktosefrei \ glutenfrei

FÜR 4 PERSONEN

ROTE-RÜBEN-CREMESUPPE MIT DINKELGRIESSNOCKERLN

Dinkel bereitet laut Hildegard „rechtes Fleisch“ und „rechtes Blut“.
In Kombination mit der eisenhaltigen Roten Rübe ist dieses Gericht
eine besondere Wohltat für unseren Blutaufbau.

400 g Rote Rüben (Rote Beete) \ 1 Karotte \ 1 kleine Fenchelknolle \ Butter
1 l Gemüse- oder Hühnersuppe \ 1/2 TL Quendel gemahlen \ 1 TL Mutterkümmel gemahlen
1/2 TL Galgant gemahlen \ 1 Schuss Schlagobers (Sahne) \ Salz

Für die Grießnockerl:
30 g Butter \ 80 g Vollkorn-Dinkelgrieß \ 1 Ei \ Salz \ 1 Prise Muskat gemahlen

Rote Rüben und Karotten schälen und in kleine Würfelchen bzw. Scheibchen schneiden.
Fenchel waschen und in Stücke schneiden.
Alles in etwas Butter andünsten, mit Suppe aufgießen und mit Quendel,
Mutterkümmel und Galgant würzen. So lange kochen, bis das Gemüse weich ist.
Die Suppe pürieren und einen Schuss Obers beifügen.
Mit Salz abschmecken.

In der Zwischenzeit die Grießnockerl zubereiten: dazu die Butter schmelzen,
Dinkelgrieß und Ei beifügen, gut durchrühren und mit Salz und Muskat würzen.

Mit 2 Teelöffeln Nockerl formen und in heißem Salzwasser so lange sieden lassen,
bis die Nockerl an der Oberfläche schwimmen.

Die Rote-Rüben-Suppe mit den Grießnockerln heiß servieren.

vegetarisch

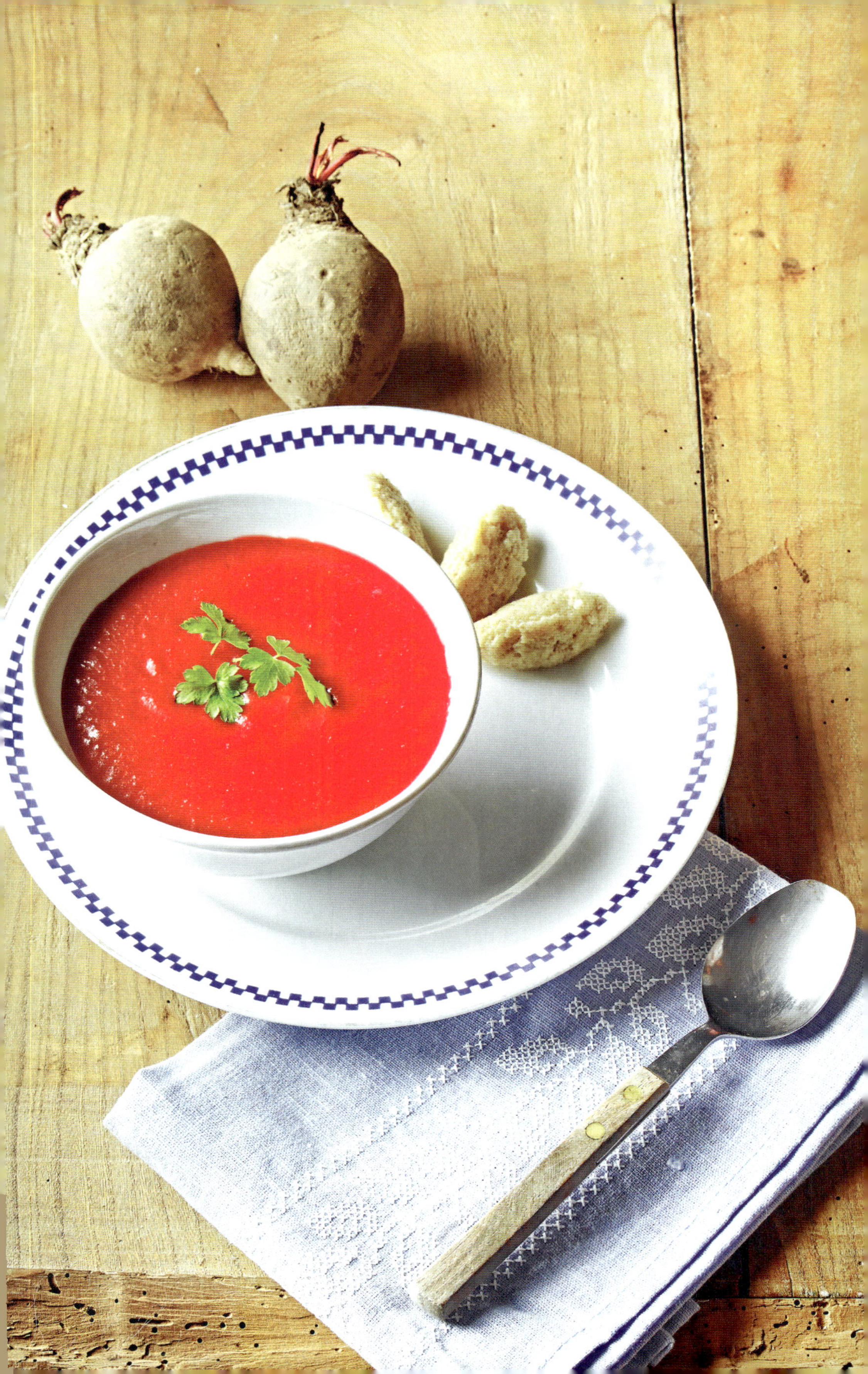

FÜR 4 PERSONEN

WÄRMENDE MARONI-HAFERFLOCKEN-SUPPE

Zur von Hildegard sehr geschätzten Maroni gesellt sich in diesem Rezept die Dille. Hildegard empfiehlt, Dille vorrangig gekocht zu essen, da sie „roh den Menschen traurig mache und ihm übel bekommen kann“. Petersilie hingegen sollte roh gegessen werden.

1 kleine Fenchelknolle \ 1 1/2 EL Butter \ 60 g Haferflocken \ 20 g Edelkastanienmehl
1 l Gemüsesuppe \ 1/2 TL Mutterkümmel gemahlen \ 1/2 TL Galgant gemahlen \ Salz
1 Handvoll vorgegarte Maroni (Edelkastanien) \ 1 Handvoll frische Dille \ 1 Handvoll Petersilie

Fenchel waschen, Strunk entfernen und fein hacken.
In geschmolzener Butter andünsten. Haferflocken und Kastanienmehl beifügen, kurz mitrösten und mit Gemüsesuppe aufgießen.
Mit Mutterkümmel, Galgant und Salz würzen und auf kleiner Flamme köcheln, bis sich die Haferflocken aufgelöst haben und die Suppe eingedickt ist.

Die vorgegarten Maroni grob hacken.

Dille und Petersilie waschen und sehr fein hacken.
Maronistücke und Dille in die Suppe rühren und noch etwas mitkochen.
Petersilie zum Schluss daruntermischen.
Heiß servieren.

laktosearm \ vegetarisch

FÜR 4 PERSONEN

SCHNELLER RETTICHSALAT MIT GALGANT

Rettich heilt und reinigt von innen, schreibt Hildegard. Aus moderner Sicht hat Rettich ebenfalls viel zu bieten: Vitamin C, Kalium, Eisen, Magnesium, Senfölglycosid und Bitterstoffe machen ihn zu einem wertvollen Gut auf dem Teller. Auch die chinesische Ernährungslehre kennt seine positiven Eigenschaften bei Verdauungsblockaden, Bauchschmerzen, Durchfall und Übelkeit, aber ebenso bei Husten und Halsschmerzen.

1 Weißer Rettich \ 1 Prise Galgant gemahlen \ 1 Schuss Weißweinessig \ Salz

Den Rettich schälen und grob raspeln. Einsalzen und mindestens 1 Stunde stehen lassen. Das Wasser abgießen und mit einen Schuss Weißweinessig und Galgant abschmecken.

Tipp: Der Salat ist ohne viel Aufwand zubereitet und passt hervorragend zu Fisch, Fleisch und Getreidegerichten!

vegan \ laktosefrei \ glutenfrei

FÜR 4 PERSONEN

WARMER KAROTTEN-FENCHEL-SALAT MIT PETERSILIE UND MANDELN

Fenchel begleitet die Hildegard-Küche in vielen Gerichten. Er wärmt, wirkt krampflösend und unterstützt die Verdauung.

250 g Karotten \ 1 Fenchelknolle \ 1 Bund Petersilie \ 1 Handvoll Mandeln
Mandelöl \ 1 Prise Ysop gemahlen \ Weißweinessig \ Salz

Die Karotten schälen und in Scheiben schneiden. Den Fenchel waschen, den Strunkansatz und die holzigen Enden entfernen und die Knolle in kleine Stücke schneiden. Beides mit einem Dämpfeinsatz weich, aber noch bissfest dämpfen.

Petersilie und Mandeln hacken und auf dem gedämpften Gemüse verteilen. Den Salat mit Mandelöl, Ysop, Weißweinessig und Salz marinieren. Etwas durchziehen lassen und lauwarm servieren.

vegan \ glutenfrei \ laktosefrei

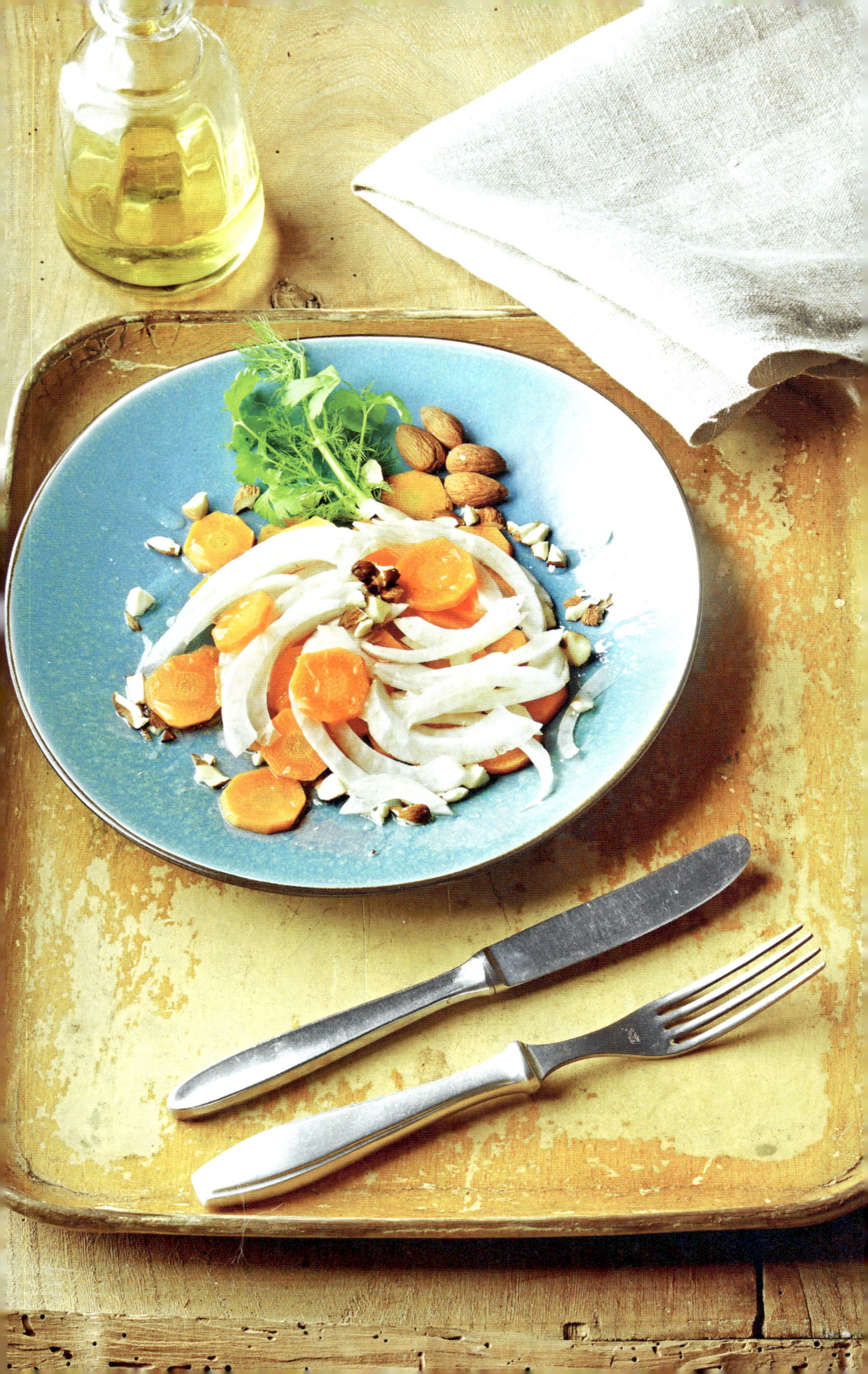

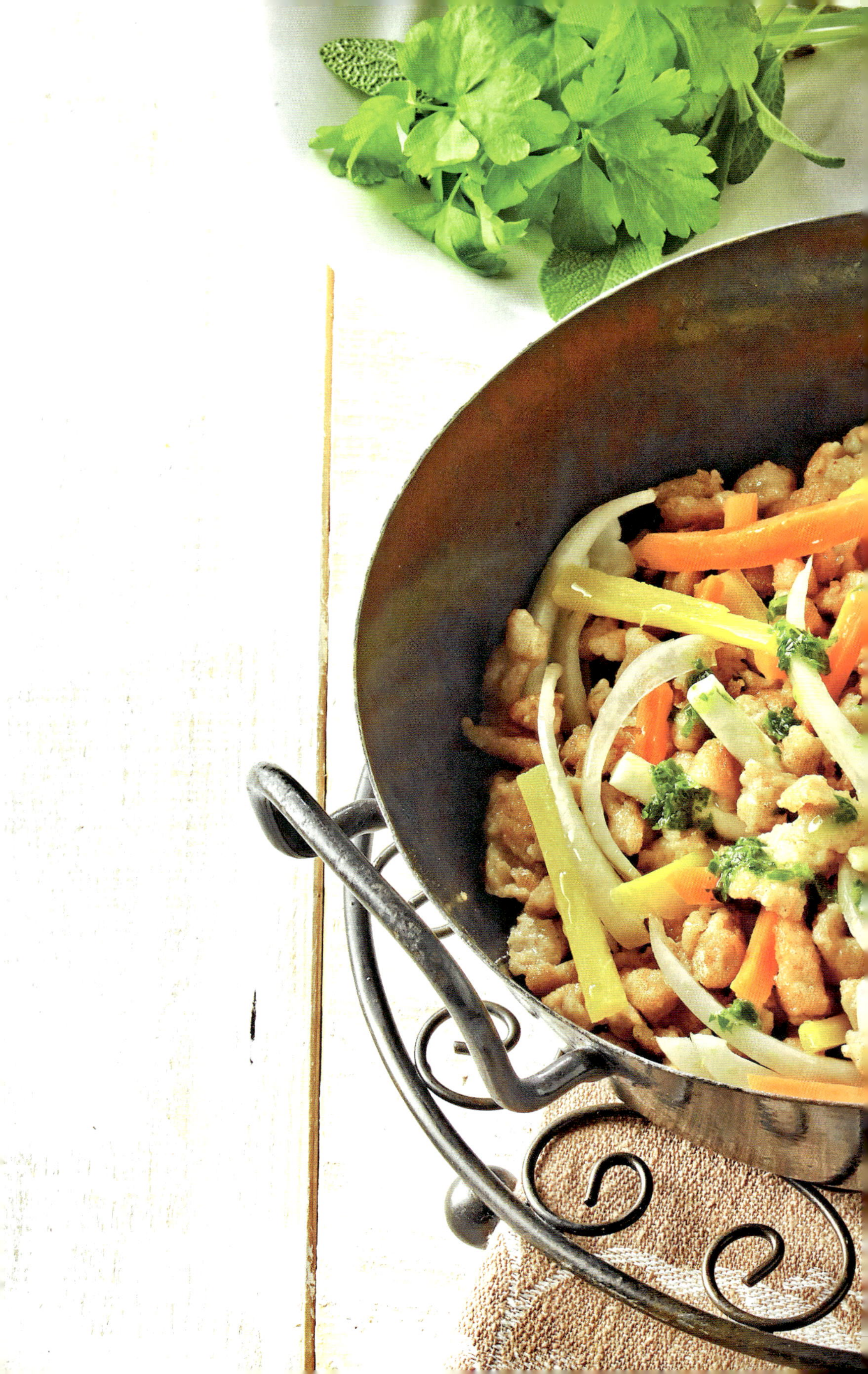

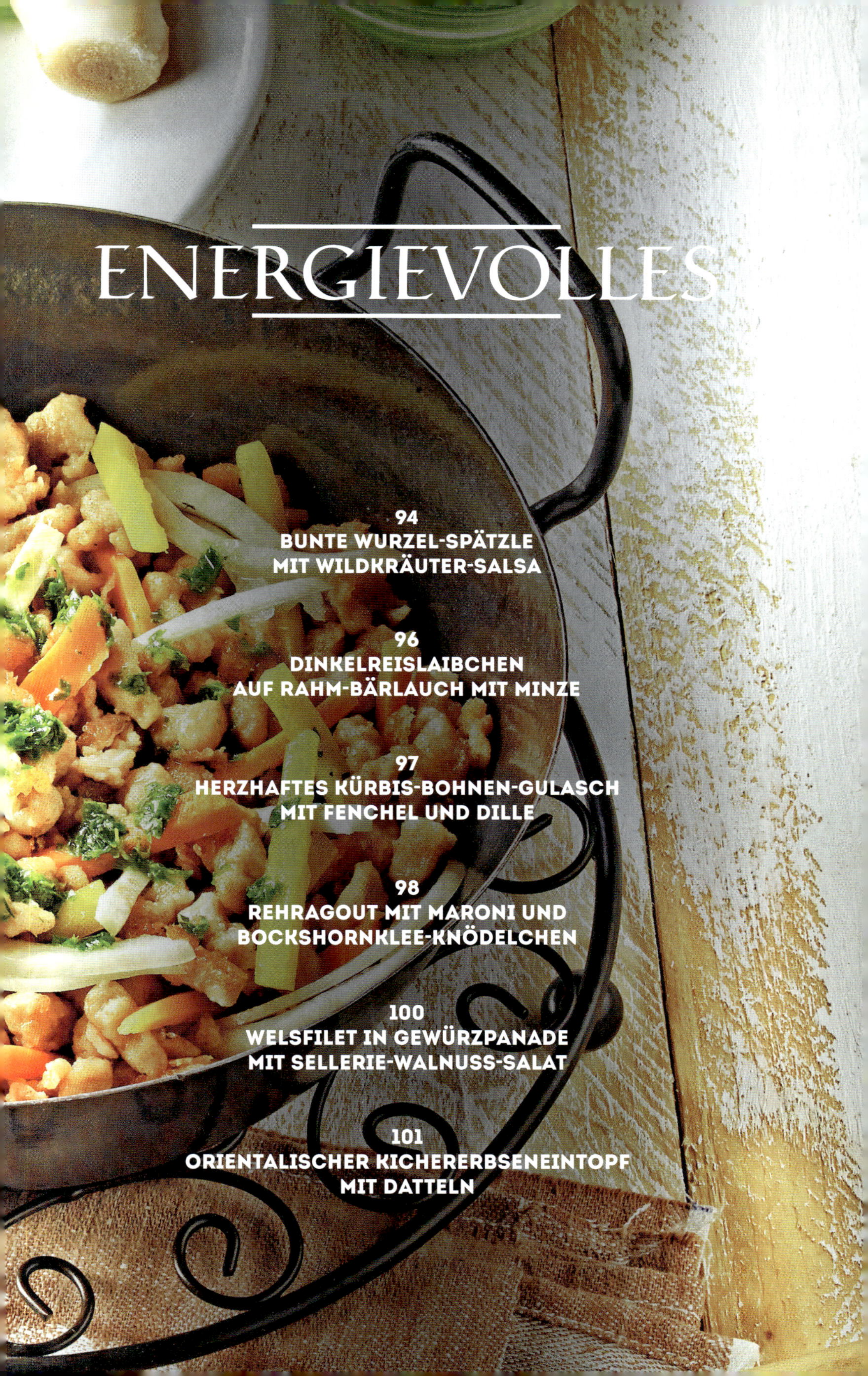

ENERGIEVOLLES

FÜR 4 PERSONEN

BUNTE WURZEL-SPÄTZLE MIT WILDKRÄUTER-SALSA

Wenn Sie keine Wildkräuter zur Hand haben, schmecken diese Spätzle auch gut, wenn Sie die Salsa einfach nur mit reichlich Petersilie zubereiten.

250 g Dinkel-Vollkornmehl \ 2 Eier \ 250 ml Wasser \ 1 Prise Muskat gemahlen
1 Prise Bertram gemahlen \ Salz \ 1 Fenchelknolle \ 2 Karotten \ 2 Gelbe Rüben
1/4 Sellerieknolle \ Butter \ 1 Prise Galgant gemahlen

Für die Salsa:
200 g (Wild-)Kräuter (z.B. Brennnessel, Gundelrebe, Petersilie etc.)
1 Prise Quendel gemahlen \ Sonnenblumenöl \ Salz
1 Handvoll geschälte Mandeln \ 1 Bio-Zitrone

Aus Mehl, Eiern und Wasser einen zähflüssigen Teig rühren. Mit Muskat, Bertram und Salz würzen. Mit einem Spätzlehobel Spätzle ins siedende Wasser hobeln und kurz aufkochen lassen. Etwas ziehen lassen, in ein Sieb abgießen und kalt abschrecken.

Den Fenchel waschen und in feine Streifen schneiden. Karotten, Rüben und Sellerie schälen und in Stifte oder schräge Scheiben schneiden.

Für die Salsa alle Zutaten außer der Zitrone in einem Blender (Multizerkleinerer) zu einer Paste mixen. Mit einem Spritzer Zitronensaft und etwas Abrieb der Zitronenschale abschmecken.

Butter in der Pfanne erhitzen. Das Gemüse darin bissfest dünsten. Spätzle dazugeben, durchrühren und etwas anrösten. Mit Salz und Galgant abschmecken.

Die Spätzle mit der Wildkräuter-Salsa überziehen und mit Salat servieren.

vegetarisch \ laktosearm

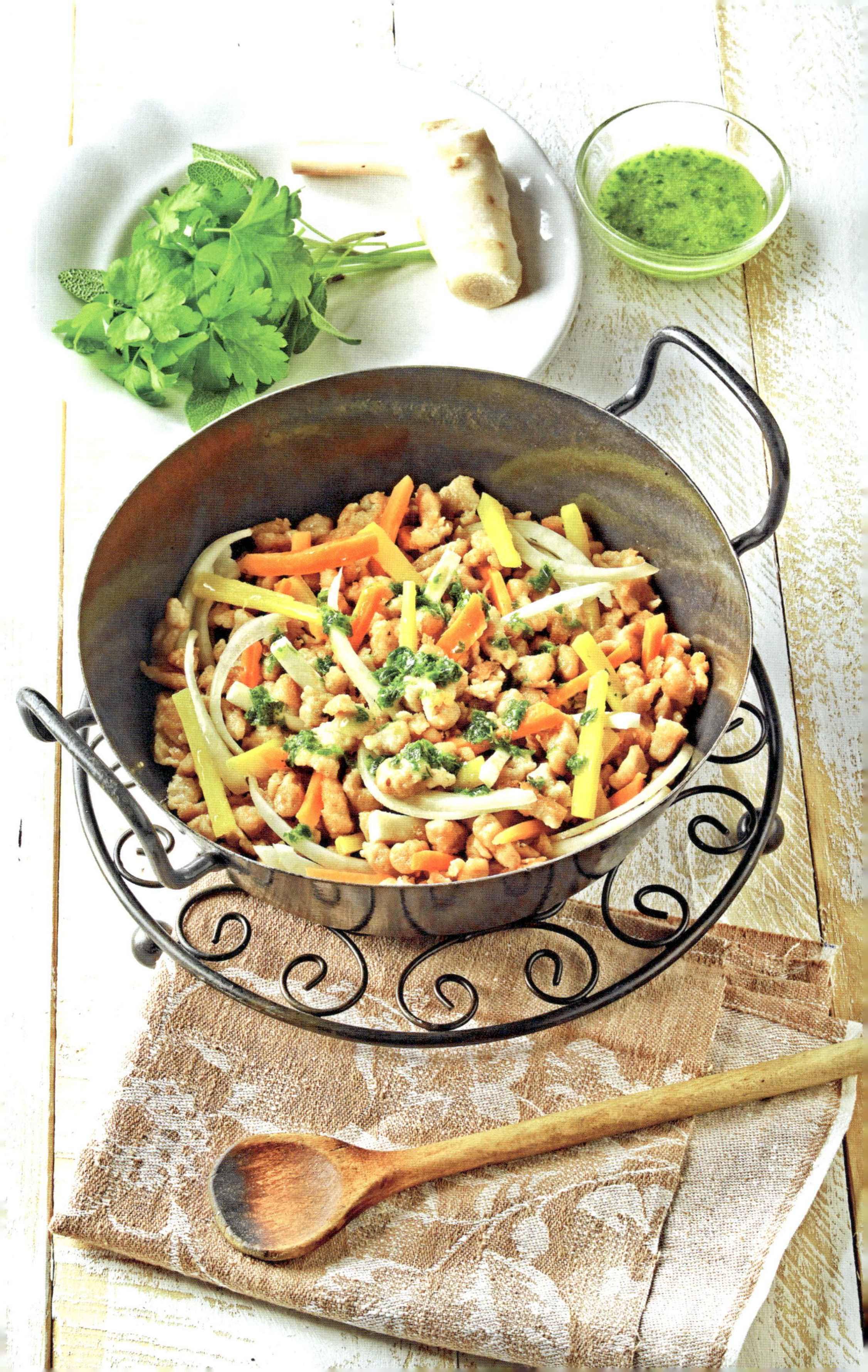

FÜR 4 PERSONEN

DINKELREISLAIBCHEN AUF RAHM-BÄRLAUCH MIT MINZE

Bärlauch soll nach Hildegard nur gekocht und nicht roh gegessen werden. Mit der von Hildegard geschätzten Minze kombiniert harmoniert er kulinarisch besonders gut.

200 g Dinkelreis \ 1 kleine Fenchelknolle \ 80 g grob geriebene Mandeln \ 1 Ei
100 g geriebener Parmesan \ Salz \ 1 Prise Galgant gemahlen
1 Prise Quendel gemahlen \ Öl zum Herausbraten

Für den Rahm-Bärlauch:
700 g Bärlauch \ 1 Bund Petersilie \ 1 Handvoll frische Minze \ 200 g Sauerrahm (saure Sahne)
Salz \ 1 Prise Muskat gemahlen \ 1 Prise Galgant gemahlen \ Butter

Den Dinkelreis in Salzwasser sehr weich kochen und etwas auskühlen lassen. Den Fenchel waschen, den Strunk entfernen und die Knolle sehr fein hacken. Mit den geriebenen Mandeln, dem Ei und dem Parmesan verrühren. Die Hälfte des gekochten Dinkelreises in der Küchenmaschine zerkleinern und mit dem restlichen Dinkelreis und den verbleibenden Zutaten vermischen. Laibchen formen und in heißem Öl goldbraun backen.

Für den Rahm-Bärlauch den Bärlauch verlesen und waschen. Die Petersilie und die Minze waschen und trocken schütteln. Bärlauch und Kräuter fein hacken. Den Bärlauch in Butter andünsten, bis er zusammenfällt. Den Rahm einrühren, die gehackten Kräuter beifügen und mit Salz, Muskat und Galgant abschmecken.

Die Dinkelreislaibchen auf dem Rahm-Bärlauch servieren.

Tipp: Diese Dinkellaibchen können Sie auch mit dem ganzen Dinkelkorn zubereiten. Die Kochzeit verlängert sich dann allerdings. Den Dinkel am Vortag einweichen und rund eine Stunde sehr weich kochen.

vegetarisch

FÜR 4 PERSONEN

HERZHAFTES KÜRBIS-BOHNEN-GULASCH MIT FENCHEL UND DILLE

Hildegard schreibt der Bohne eine wärmende Wirkung zu und empfiehlt sie gesunden und starken Menschen zum Verzehr. Wer unter Gicht leidet, sollte allerdings wegen des hohen Puringehaltes auf die nahrhafte Hülsenfrucht verzichten.

150 g Fenchelknolle \ Sonnenblumenöl \ 300 g Kürbis, geschält und ohne Kerne
2 TL Paprikapulver edelsüß \ 1/2 TL Galgant gemahlen \ 1/2 TL Bertram gemahlen
1/2 TL Mutterkümmel gemahlen \ 300 ml Gemüsesuppe \ 300 g weiße, gekochte Bohnen
1 Spritzer Weißweinessig \ Salz \ 1 Bund frische Dille

Fenchel waschen, den Strunk entfernen und die Knolle in mundgerechte Streifen schneiden. Öl im Topf erhitzen und den Fenchel beifügen. Rund 5 bis 10 Minuten bei mittlerer Hitze andünsten. Das Kürbisfleisch in 1 cm große Würfel schneiden, beifügen und mitdünsten. Die Gewürze dazugeben, kurz durchrühren und mit Gemüsesuppe aufgießen. Bei mittlerer Hitze weich dünsten.

Kurz bevor der Kürbis ganz weich ist, die Dille hacken und unterrühren. Die abgetropften Bohnen dazugeben und noch ein paar Minuten weiterkochen, sodass das Gulasch etwas eindickt.

Mit einem Spritzer Weißweinessig und Salz abschmecken. Das Gemüsegulasch heiß servieren.

vegan \ laktosefrei \ glutenfrei

FÜR 4 PERSONEN

REHRAGOUT MIT MARONI UND BOCKSHORNKLEE-KNÖDELCHEN

Rehfleisch ist für gesunde und kranke Menschen gut, schreibt Hildegard. Wildfleisch gilt auch aus moderner Sicht als eine der gesündesten Fleischsorten, weil es mager und nährstoffreich ist.

350 g Rehschnitzelfleisch \ Salz \ 1 Prise Quendel gemahlen \ 1 Prise Galgant gemahlen
1 Prise Bertram gemahlen \ 4 Schalotten \ 3 mittelgroße Karotten \ 100 g Sellerieknolle
2 mittelgroße Pastinaken \ 2 EL Butter \ Etwas Öl \ 150 g vorgegarte Maroni (Edelkastanien)
250 ml trockener Rotwein \ 250 ml Gemüsesuppe \ 2 Lorbeerblätter \ 4 Wacholderkörner

Für die Bockshornklee-Knödel:
180 g altbackenes Dinkelweißbrot bzw. Dinkelsemmelwürfel \ 1 kleine Fenchelknolle
1 EL Butter \ 210 ml Dinkelmilch (alternativ Kuhmilch) \ 3 Eier \ 1 EL Vollkorn-Dinkelmehl
1 Prise Bockshornklee gemahlen \ 1 Prise Muskat gemahlen \ Salz

Das Fleisch in mundgerechte Würfel schneiden. Mit Salz, Quendel, Galgant und Bertram würzen. Schalotten schälen und fein hacken. Karotten, Sellerie und Pastinaken schälen und in kleine Scheibchen schneiden.

Etwas Butter und Öl in der Pfanne erhitzen und Schalotten darin andünsten. Fleisch beifügen und anbraten. Nun das Gemüse und ein Viertel der Maroni dazugeben, kurz mitrösten und mit einem Schuss Rotwein aufgießen. Lorbeerblätter und Wacholderbeeren hinzufügen. Etwas köcheln lassen, anschließend mit Gemüsesuppe und auf kleiner Flamme gut 1 bis 1 1/2 Stunden weich dünsten.

Lorbeerblätter und Wacholderbeeren entfernen, die Fleischstücke herausnehmen und das weich gekochte Gemüse mit dem Stabmixer zu einer sämigen Soße mixen. Wenn die Soße zu dick ist, mit Suppe und Rotwein noch ein wenig flüssiger machen. Das Fleisch nun wieder in die Soße geben, die restlichen Maroni dazugeben und alles noch einmal kurz aufkochen. Mit Salz und Galgant abschmecken und einen Klecks Butter einrühren.

Für die Knödel das Dinkelbrot in Würfel schneiden (oder alternativ Dinkelsemmelwürfel verwenden). Den Fenchel in sehr feine Würfelchen schneiden und in Butter goldbraun anbraten. Die Dinkelmilch erwärmen und mit den Brotwürfeln und dem Fenchel vermischen, dann die Eier hinzufügen und das Dinkelmehl daruntermischen. Die Masse mit Bockshornklee, Muskat und Salz würzen. Kleine Knödel formen und in Salzwasser gar ziehen lassen oder im Dampfgarer dämpfen. Das Rehragout mit den Bockshornklee-Knödelchen servieren.

Tipp: Zum Rehragout passt Quitten-Chutney (S. 112) oder Preiselbeermarmelade.

ohne Kuhmilch laktosearm

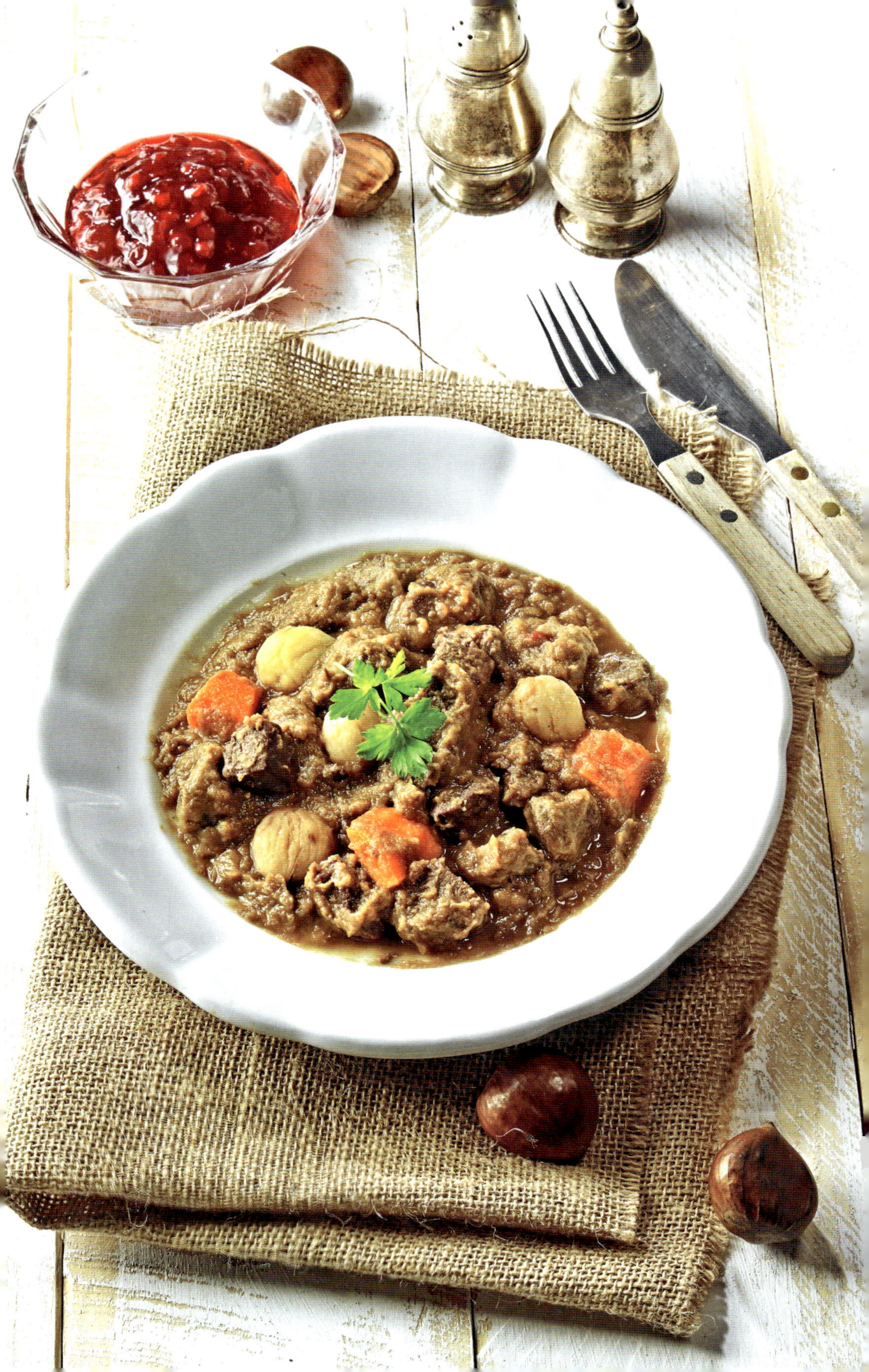

FÜR 4 PERSONEN

WELSFILET IN GEWÜRZPANADE MIT SELLERIE-WALNUSS-SALAT

Wels ist eine Fischart, die von Hildegard positiv erwähnt wird. Die wilde Form des Thymians, der Quendel, dem Hildegard eine große Heilwirkung nachsagt, verleiht dem Wels eine mediterrane Note. Der Bockshornklee bringt sich mit seinem würzig-salzigen Aroma ein – und natürlich mit seinen heilsamen Eigenschaften.

500 g Welsfilet \ Salz \ 2 EL Dinkelmehl \ Bockshornklee gemahlen
Galgant gemahlen \ Quendel gemahlen \ Pflanzenöl zum Braten \ 1 Zitrone in Stücken

Für den warmen Selleriesalat:
1 Sellerieknolle \ 1 Bund Petersilie \ 1 Handvoll Walnüsse
Saft und Abrieb einer Bio-Zitrone \ Walnussöl \ Muskat gemahlen \ Salz

Das Welsfilet in Stücke schneiden und salzen. Dinkelmehl mit den Gewürzen vermischen und die Fischstücke darin wenden. Öl in der Bratpfanne erhitzen und die Fischstücke darin goldbraun braten.

Für den Selleriesalat die Sellerieknolle schälen und in Würfelchen schneiden. Weich dämpfen. Die Petersilie waschen und trocken schütteln, dann fein hacken. Die Walnüsse in einer Pfanne ohne Fett trocken rösten und grob hacken.

Die noch heißen, gedämpften Selleriewürfel mit der Petersilie und den gehackten Nüssen vermengen. Mit Walnussöl, Zitronensaft und etwas Schalenabrieb, Muskatnuss und Salz marinieren.

Den Selleriesalat noch warm mit den Welsfiletstücken servieren und mit Zitronenstücken dekorieren.

laktosefrei

FÜR 4 PERSONEN

ORIENTALISCHER KICHERERBSENEINTOPF MIT DATTELN

Die Kichererbse ist laut Hildegard von Bingen „leicht zu essen“ und „vermehrt dem, der sie isst, nicht die üblen Säfte“. Wie die Bohne hat sie einen hohen Eiweißgehalt, zudem jede Menge Vitamine, Ballast- und Mineralstoffe.

2 Karotten \ 1 Fenchelknolle \ 150 g getrocknete Datteln \ Sonnenblumenöl
4 TL Mutterkümmel gemahlen \ 1/2 TL Piment gemahlen \ 1 Prise Zimt gemahlen
1 Prise Nelke gemahlen \ 1/2 TL Galgant gemahlen \ 500 ml Gemüsesuppe
500 g gekochte Kichererbsen (oder 250 g getrocknete, am Vortag eingeweichte und anschließend 1 1/2–2 Stunden weich gekochte) \ Salz \ Saft von 1/2 Zitrone \ 1 Bund Petersilie

Karotten schälen, Fenchel waschen, beides in kleine Stücke schneiden. Datteln entkernen und in Ringe schneiden.

Öl erhitzen und Karotten, Fenchel und Datteln darin andünsten. Gewürze beifügen und mit Suppe aufgießen. Auf mittlerer Hitze so lange kochen, bis das Gemüse fast weich ist. Die gekochten Kichererbsen beifügen und noch etwas weiter köcheln. Kurz vor dem Anrichten mit Salz und Zitronensaft abschmecken. Petersilie fein hacken und daruntermischen. Warm servieren.

Tipp: Dazu passen gebratene Bockshornklee-Knödel-Scheiben (S. 98).

vegan \ laktosefrei \ ohne Knödel als Beilage auch glutenfrei

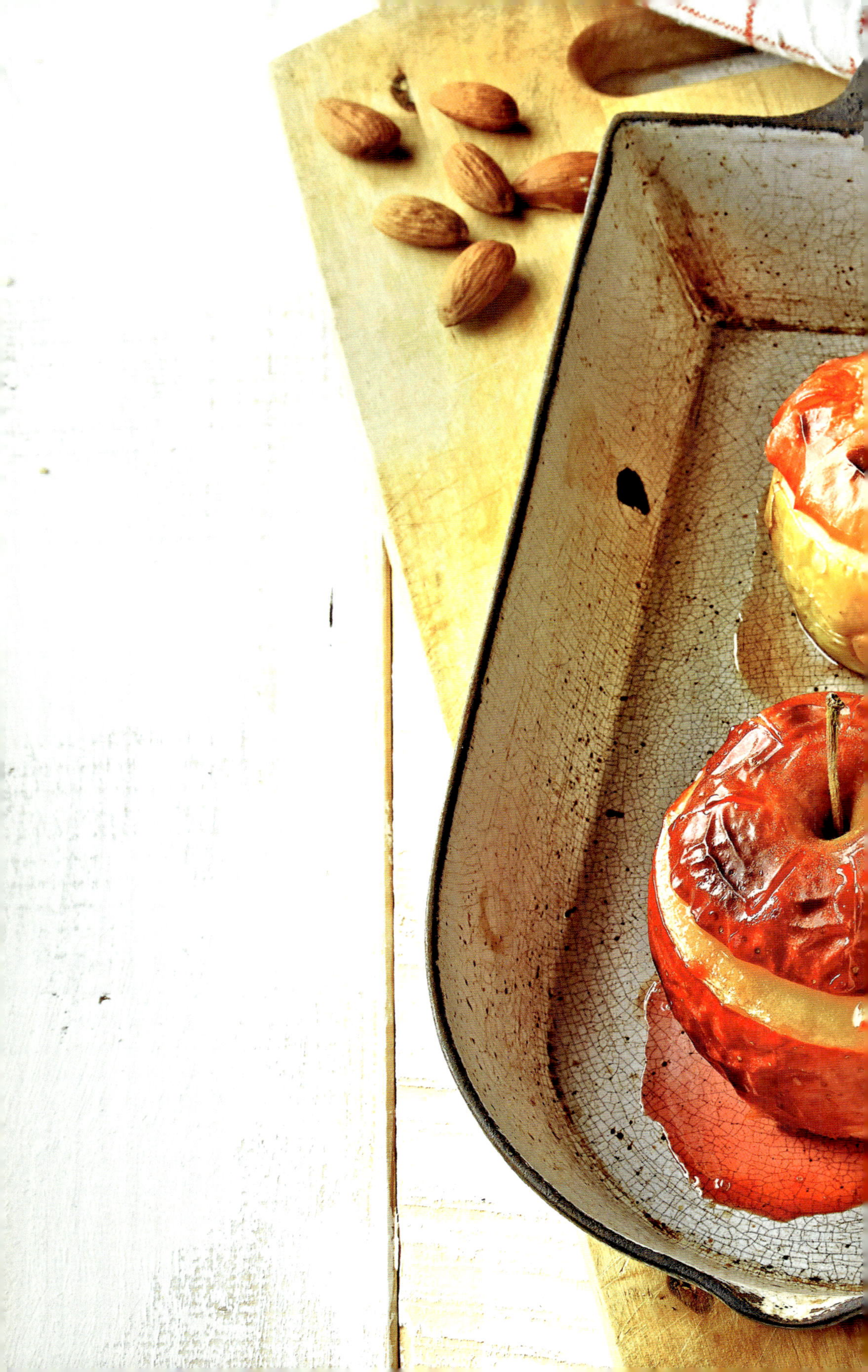

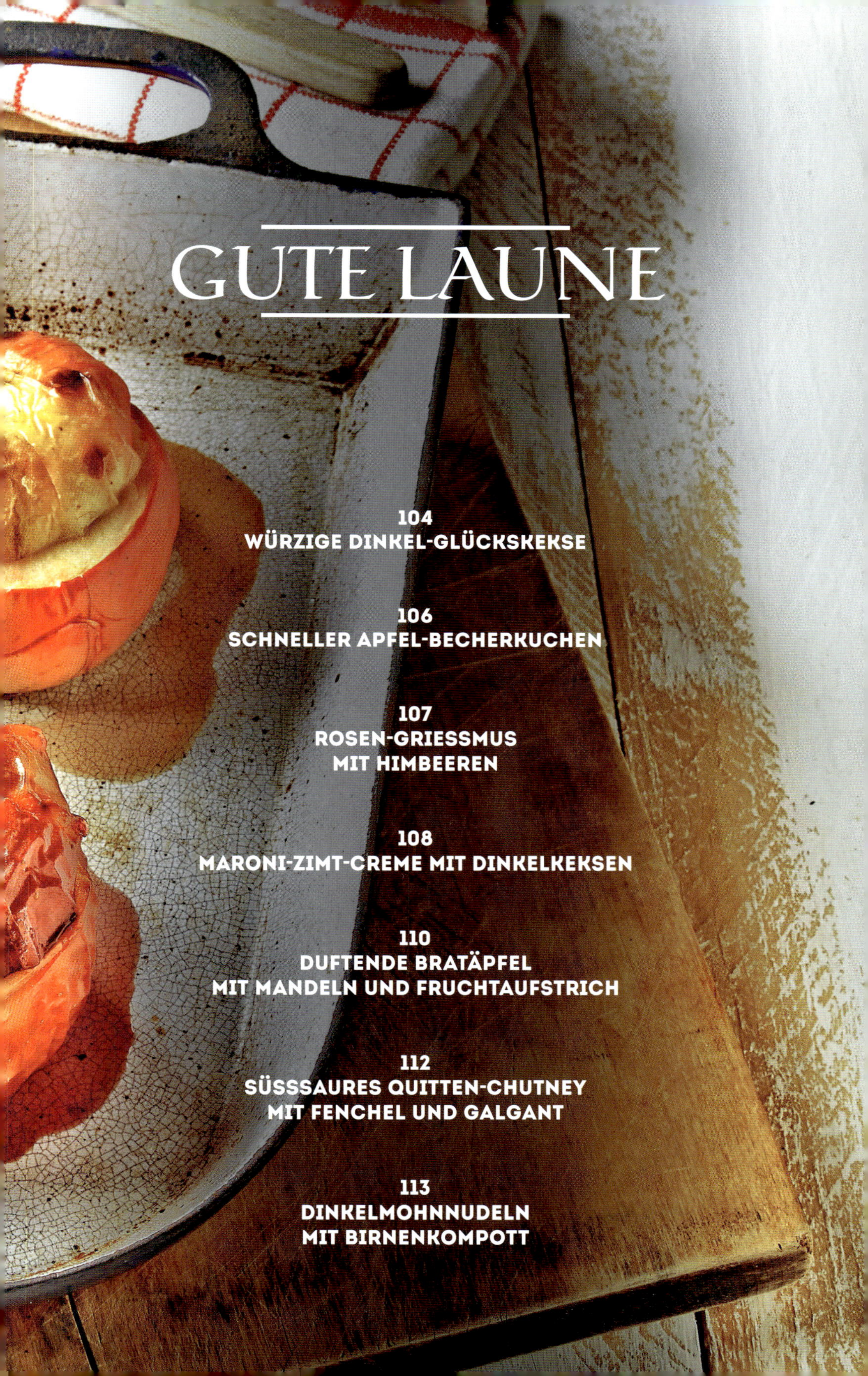

GUTE LAUNE

FÜR 50 BIS 60 STÜCK

WÜRZIGE DINKEL-GLÜCKSKEKSE

Diese Kekse enthalten neben dem „frohmachenden" Dinkel die Gewürze Muskat, Nelke und Zimt, die in der Hildegard-Küche allesamt eine positive Wirkung auf Nerven und Gemüt haben.

180 g Dinkel-Vollkornmehl \ 120 g Butter \ 50 g Vollrohrzucker
1 TL Muskat gemahlen \ 1 TL Zimt gemahlen \ 1/2 TL Nelken gemahlen
(oder 2 1/2 TL Hildegard Kuchen- & Keksgewürz von SONNENTOR)

Backofen auf 180 °C vorheizen.

Alle Zutaten rasch zu einem festen Teig verkneten.
Den Teig ausrollen und beliebige Kekse ausstechen (3–4 cm Durchmesser).

Die Kekse ca. 10 Minuten bei 180 °C backen. Aus dem Ofen nehmen und 5 bis 10 Minuten auskühlen lassen. Erst dann vom Blech nehmen!

Tipp: Wenn Sie die fertig gebackenen Kekse in einer luftdichten Dose aufbewahren, bleiben sie knusprig – an der Luft werden sie eher mürbe. Das Gewürzaroma entwickelt sich nach ein paar Tagen in der Dose.

vegetarisch \ laktosearm

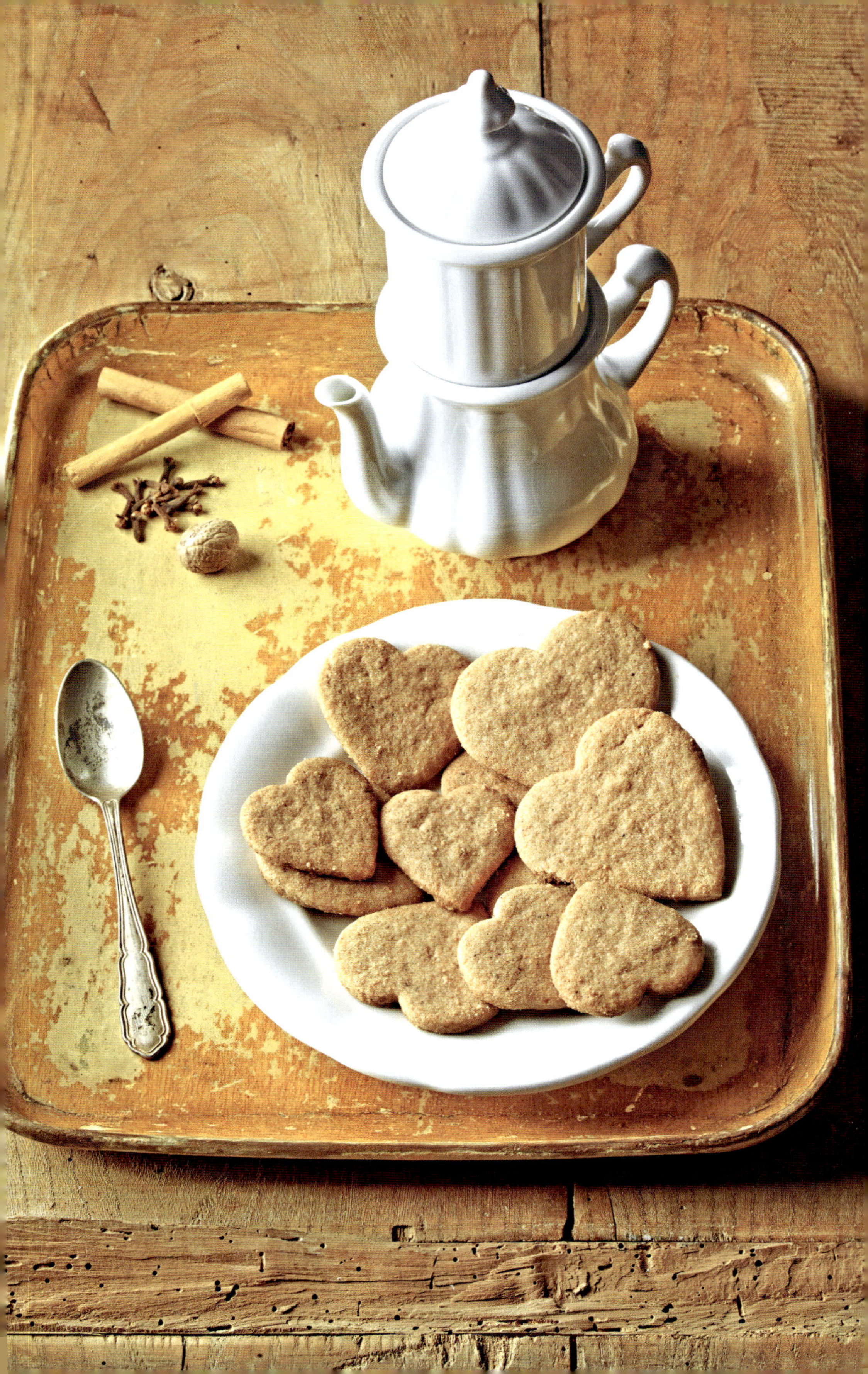

FÜR 1 BACKBLECH BZW. 12 STÜCK

SCHNELLER APFEL-BECHERKUCHEN

Zum gesunden Dinkel gesellt sich in diesem Rezept der Apfel.
Für gesunde Menschen ist der Apfel laut Hildegard auch roh gut zu essen,
Kranken empfiehlt sie ihn nur gekocht oder gebraten.

1 Becher Dinkelmehl \ 1 Becher Vollrohrzucker \ 3 Eier \ 1/2 Becher Öl
1 Becher Schlagobers oder Sauerrahm (süße oder saure Sahne) \ 1/2 Pkg. Backpulver
1 Prise Zimt gemahlen \ Saft und Abrieb von 1/2 Bio-Zitrone
1 Becher Äpfel (geschält, in Stücke geschnitten)

Alle Zutaten – bis auf die Äpfel – zu einem Teig rühren.
Die Äpfel schälen, Kerngehäuse entfernen und in Würfel schneiden.
Unter den Teig rühren.

Backofen auf 160 °C vorheizen. Ein Backblech einfetten und den Teig auf das Blech gießen.

Den Kuchen bei 160 °C 40 Minuten im vorgeheizten Ofen backen.
Auskühlen lassen und in Stücke schneiden.

Tipp: Als Variation können Sie den Kuchen statt mit Äpfeln auch mit Himbeeren oder Nüssen zubereiten.

vegetarisch

FÜR 4 PERSONEN

ROSEN-GRIESSMUS MIT HIMBEEREN

Neben allerhand heilsamen Eigenschaften, die auch Hildegard der Rose zugeordnet hat, haben Rosenblüten ein feines und delikates Aroma, das sich besonders für Desserts mit orientalischem Touch eignet.

250 ml Dinkelmilch \ 30 g Butter \ 50 g feiner Dinkelgrieß \ 100 g Honig
1 EL Rosenwasser \ 250 ml Schlagobers (Sahne)
200 g Himbeermark oder Himbeerfruchtaufstrich (z.B. von SONNENTOR)
100 g frische Himbeeren \ 1 Handvoll getrocknete Rosenblüten (z.B. von SONNENTOR)

Die Dinkelmilch mit der Butter aufkochen lassen und den Grieß einrieseln lassen. Bei schwacher Hitze dick einkochen lassen. Die Masse vom Herd nehmen, Honig und Rosenwasser einrühren. Das Grießmus unter Rühren auskühlen lassen. Schlagobers aufschlagen und darunterheben.

Schichtweise das Rosen-Grießmus und das Himbeermark in Gläser abfüllen – die letzte Schicht soll mit dem Grießmus abschließen.

Mit frischen Himbeeren und Rosenblüten dekorieren.

vegetarisch

FÜR 4 PERSONEN

MARONI-ZIMT-CREME MIT DINKELKEKSEN

Zimt wärmt, das wusste schon Hildegard von Bingen.
Sie empfiehlt ihn zur Verminderung der „üblen Säfte“, bei Lähmungen in Folge von Gicht und Menschen, deren „Haupt schwer und stumpf“ ist.

200 g Kastanienreis \ 200 ml Schlagobers (Sahne) \ Honig nach Belieben
1 Prise Zimt \ 1 Schuss Rum \ 200 g Dinkelkekse (S. 104)

Den Kastanienreis mit 80 ml Obers und Honig glatt rühren.
Mit etwas Zimt und einem Schuss Rum aromatisieren.
Das restliche Obers aufschlagen und unter die Maronicreme ziehen.
Die Creme in Gläser füllen und kalt stellen.
Mit Dinkelkeksen dekorieren bzw. servieren.

Tipp: Als Variante können Sie kurz vor dem Servieren ein paar Kekse grob zerstoßen und auf die Creme streuen. Dekorieren Sie die Creme mit Brombeeren oder Datteln, diese passen geschmacklich hervorragend zum Maronigeschmack.

vegetarisch \ ohne Kekse glutenfrei

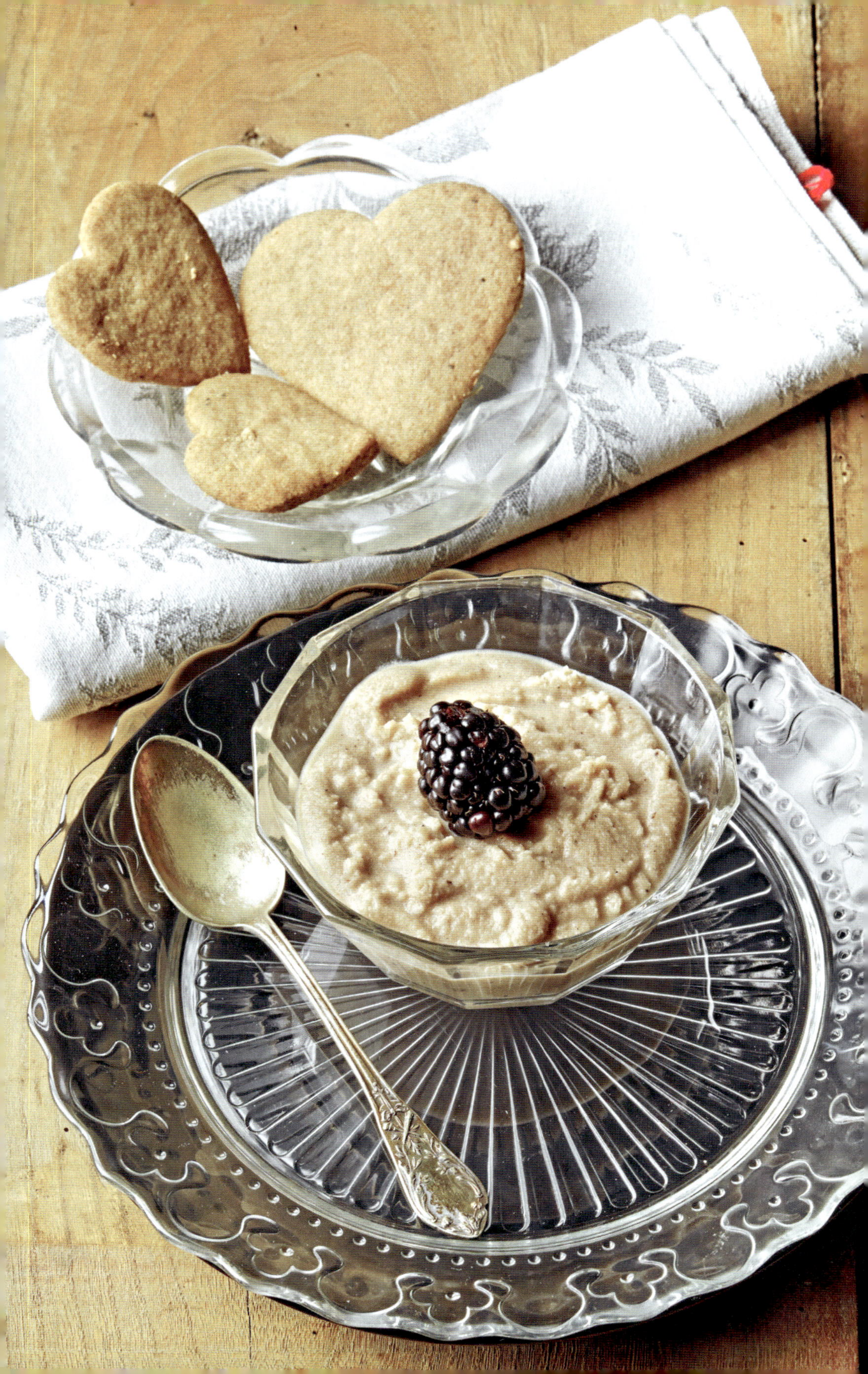

FÜR 4 PERSONEN

DUFTENDE BRATÄPFEL MIT MANDELN UND FRUCHTAUFSTRICH

Ein herrliches Gericht in der Vorweihnachtszeit! Und: Das Auge isst mit.
Dekorieren Sie die Bratäpfel nach Lust und Laune mit Zimtstangen und Sternanis.

4 große Äpfel \ 1 Handvoll geriebene Mandeln \ 6 TL Bio-Fruchtaufstrich (z.B. Waldbeerenaufstrich)
1 Prise Zimt gemahlen \ 1 Prise Nelken gemahlen \ 4 TL Butter

Backofen auf 200 °C vorheizen.

Die Äpfel waschen, jeweils einen Deckel abschneiden.
Mit einem Apfelausstecher das Kerngehäuse in der Mitte
entfernen und den Apfel innen etwas aushöhlen.

Für die Fülle die geriebenen Mandeln mit dem Fruchtaufstrich verrühren
und mit Zimt und Nelkenpulver würzen. Jeweils 1 bis 2 TL der Fülle in die Äpfel einfüllen.
Darauf jeweils einen Klecks Butter setzen. Dann die Deckel wieder auf die Äpfel setzen.

Die Bratäpfel im vorgeheizten Ofen – eventuell auf Backpapier –
bei 200 °C je nach Größe rund 25 bis 30 Minuten backen.

vegetarisch \ lakotosearm \ glutenfrei

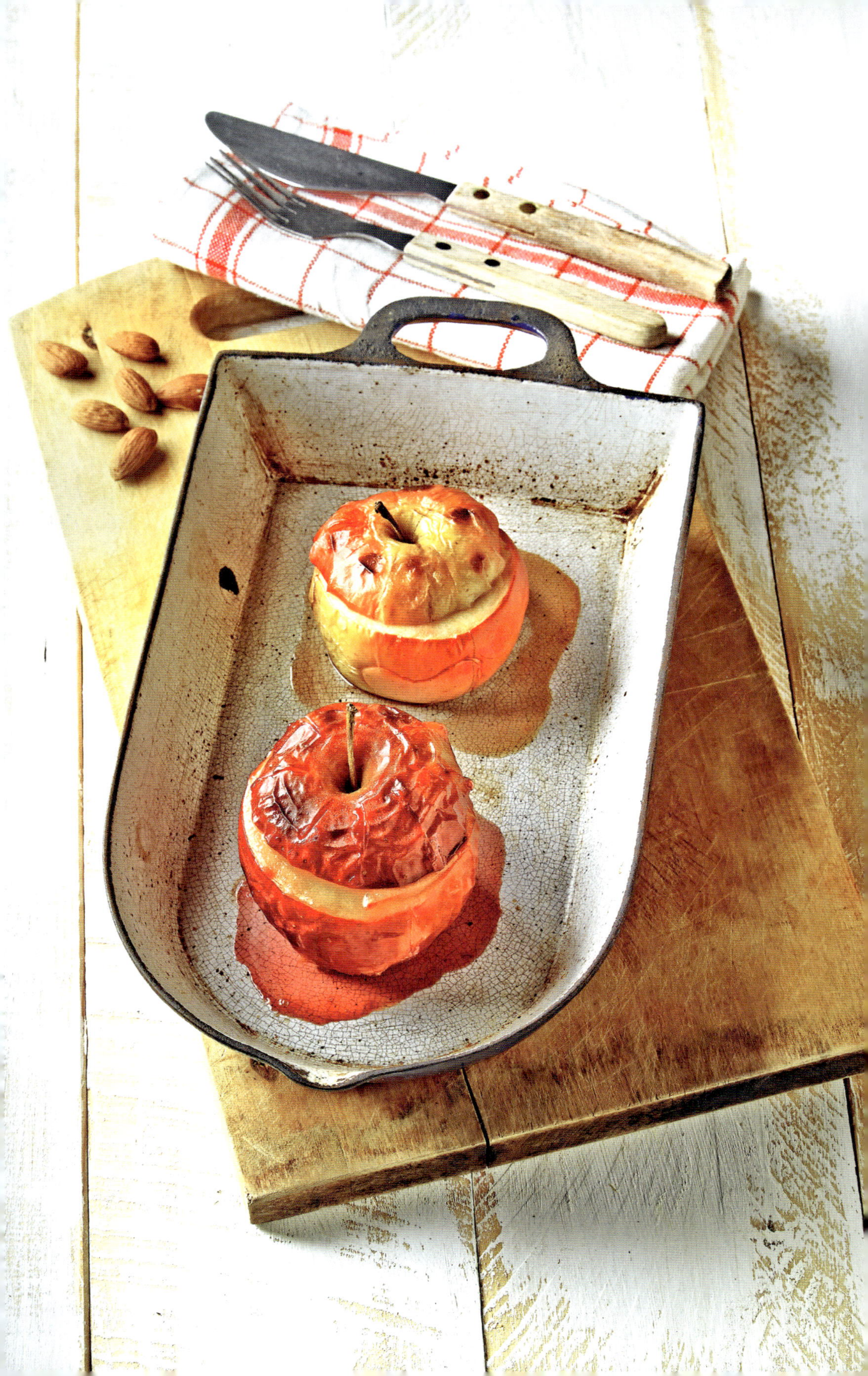

FÜR 4 GLÄSER À 250 ML

SÜSSSAURES QUITTEN-CHUTNEY MIT FENCHEL UND GALGANT

Hildegard beschreibt die Quitte als „warm und trocken".
Sie schadet roh gegessen „weder dem kranken noch gesunden Menschen",
aber gekocht sei sie bekömmlicher. Die Quitte hat ja auch einiges zu bieten: Kalium, Zink, Eisen, Kupfer, Mangan und Vitamin C sowie viel Pektin und Schleimstoffe.

1400 g Quitten \ 200 g Fenchelknolle \ 2 EL Sonnenblumenöl \ 60 g Rohrohrzucker
200 g heißes Wasser \ 20 g Weißweinessig \ 1 TL Salz \ 1 TL Galgant gemahlen

Die Quitten schälen und das Kerngehäuse entfernen.
Das Fruchtfleisch in kleine Würfel schneiden. Den Fenchel waschen,
den Stielansatz und holzige Enden entfernen und die Knolle sehr fein hacken.

Öl in einem Topf erhitzen und den Fenchel darin anschwitzen.
Die Quittenstücke dazugeben und etwas mitrösten. Den Zucker beifügen und leicht karamellisieren lassen. Mit heißem Wasser und Essig aufgießen und blubbernd rund 30 Minuten am Herd zu einer marmeladeartigen Konsistenz einkochen.
Mit Salz und Galgant abschmecken und in heiß ausgespülte Schraubgläser abfüllen.

Das Chutney passt gut zu Käse und Wildgerichten.

Tipp: Wenn Sie das Chutney in sterile Schraubgläser abfüllen und im Wasserbad oder Dampfgarer bei 100 °C einkochen, lässt es sich einige Wochen lagern.

vegan \ laktosefrei \ glutenfrei

FÜR 4 PERSONEN

DINKELMOHNNUDELN MIT BIRNENKOMPOTT

Die klassischen Mohnnudeln einmal mit Dinkelmehl und Dinkelgrieß!
Dazu gibt es ein fruchtiges, aber dezent süßes Birnenkompott.
Ein paar Rosinen oder Trockenfrüchte in Kompotten mitgekocht sorgen für genug natürliche Süße – ein zusätzliches Beifügen von Zucker ist daher nicht nötig.

Für die Mohnnudeln:
500 g mehlige Kartoffeln \ 120 g Dinkelmehl \ 40 g feiner Dinkelgrieß
1 Eidotter (Eigelb) \ 50 g Butter (20 g für den Teig, 30 g für die Pfanne)
200 g Waldviertler Graumohn gemahlen (z.B. von SONNENTOR)
4 TL Staubzucker (Puderzucker) \ 1/2 Vanilleschote \ 1 Schuss Rum

Für das Birnenkompott:
500 g Birnen \ 1/4 l Weißwein \ 1/4 l Wasser \ 1 Handvoll Rosinen
1 Prise Muskat gemahlen \ 2 Nelken ganz

Die Kartoffeln weich kochen. Heiß schälen, ausdampfen lassen und durch eine Kartoffelpresse pressen. Mit Mehl, Grieß, 20 g Butter und dem Eidotter schnell zu einem Teig kneten. Aus diesem Teig fingerdicke Nudeln formen.
Die Nudeln in kochendes Wasser einlegen und knapp unter dem Siedepunkt warten, bis sie an der Oberfläche schwimmen.

Die restliche Butter schmelzen und den Graumohn, den Staubzucker, das Mark einer halben Vanilleschote und einen Schuss Rum verrühren.
Die abgetropften Kartoffelnudeln darin wälzen.

Für das Birnenkompott die Birnen schälen, jeweils das Kerngehäuse entfernen und das Obst in Würfel schneiden. Mit Wein und Wasser in einen Topf füllen, die Rosinen beifügen und mit Muskat und Nelken würzen. Das Kompott kurz aufkochen lassen und rund 5 bis 10 Minuten gar sieden.

Die Mohnnudeln mit dem Kompott heiß servieren.

vegetarisch

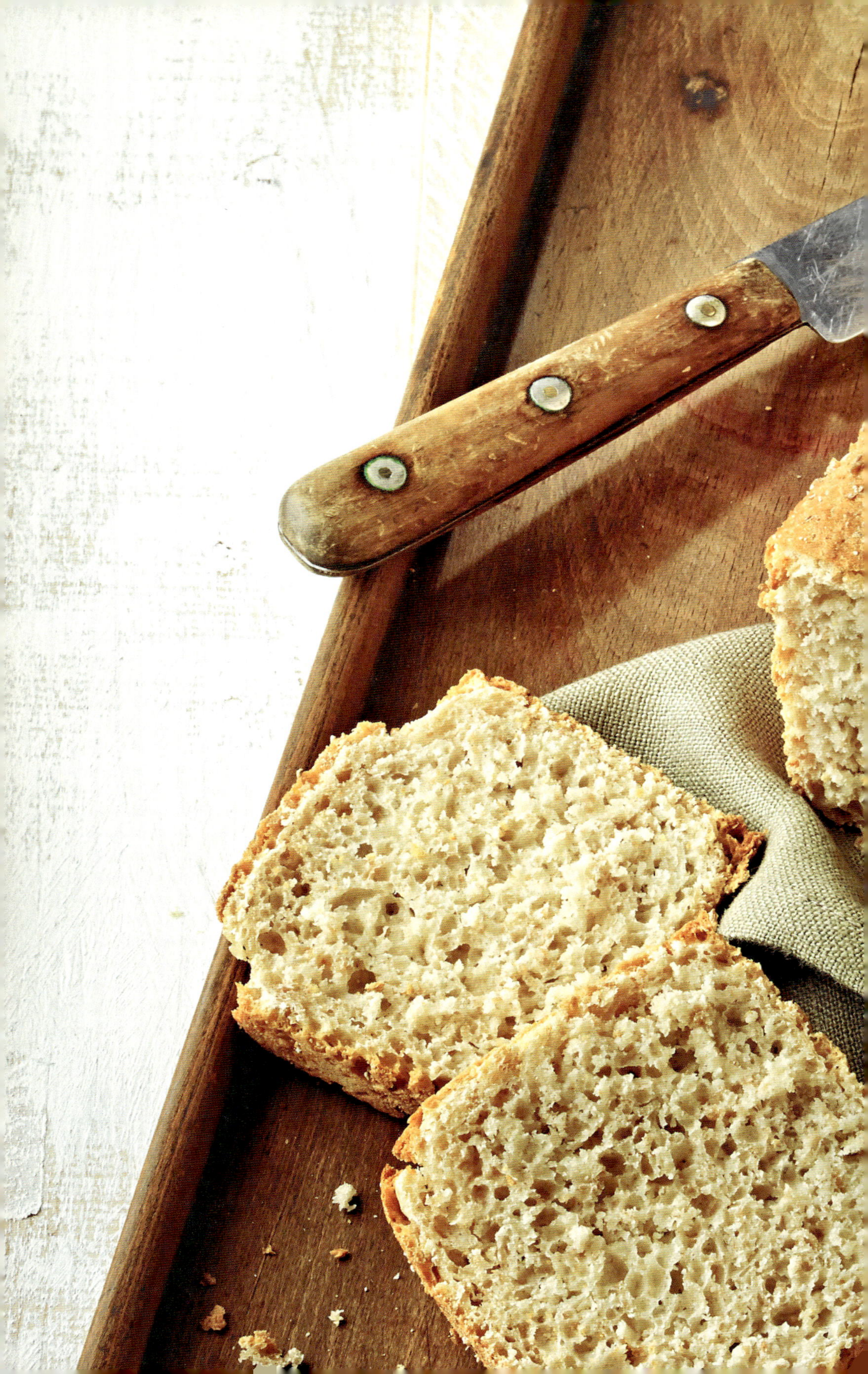

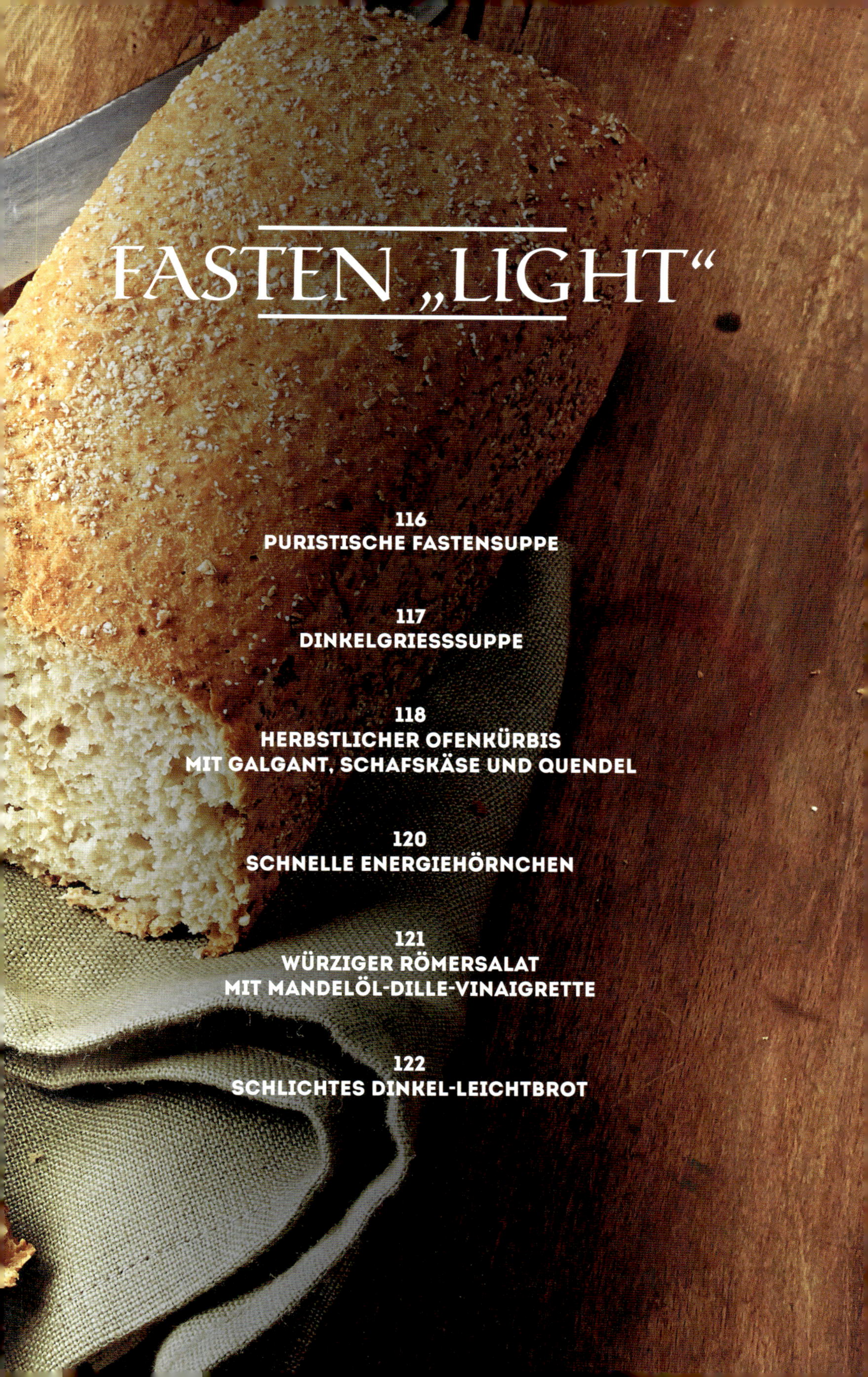

FASTEN „LIGHT“

FÜR 4 PERSONEN

PURISTISCHE FASTENSUPPE

Beim klassischen Heilfasten nach Hildegard wird einige Tage ganz auf feste Nahrung verzichtet. Mit Suppen und Tees wird der Körper von Giftstoffen und Krankmachendem gereinigt.

1 l Wasser \ 1 Tasse Dinkelkörner \ 1/2 Sellerieknolle \ 1 Fenchelknolle \ 3 Karotten
1 Handvoll frische Dille \ 1 Handvoll Basilikumblätter \ 1 Prise Bertram gemahlen
1 Prise Galgant gemahlen \ 1 Prise Salz \ 1 Handvoll Petersilie

Die Zutaten (außer der Petersilie und der Gewürze) in 1 l Wasser rund 1 Stunde auskochen.

Die Petersilie fein hacken.

Die Suppe kurz vor dem Essen mit den gemahlenen Gewürzen und Salz abschmecken. Abseihen, mit der gehackten Petersilie bestreuen und warm trinken.

vegan \ laktosefrei

FÜR 4 PERSONEN

DINKELGRIESSSUPPE

Eine Dinkelgrießsuppe eignet sich zum Suppenfasten,
zum Dinkel-Brotfasten ebenso wie als sanfte Dinkel-Reduktionskost.
Mehr dazu lesen Sie im Fastenkapitel auf Seite 29.

1 kleine Fenchelknolle \ 1 EL Butter \ 1 l Gemüsesuppe \ 4 EL Vollkorn-Dinkelgrieß
1 Prise Muskat gemahlen \ 1 Prise Galgant gemahlen \ 1 Prise Bertram gemahlen
Salz \ 1 Handvoll Petersilie

Den Fenchel waschen und in sehr feine Streifen schneiden bzw. wie eine Zwiebel fein hacken.

Butter im Topf schmelzen und den Fenchel darin anschwitzen.
Mit Suppe aufgießen und den Dinkelgrieß mit dem Schneebesen oder
einem Quirl einrühren. Mit den Gewürzen abschmecken.

Petersilie waschen, trocken schleudern und fein hacken.

Mindestens 5 Minuten aufkochen, etwas ziehen lassen und mit
gehackter Petersilie bestreut servieren.

vegetarisch

FÜR 4 PERSONEN

HERBSTLICHER OFENKÜRBIS MIT GALGANT, SCHAFSKÄSE UND QUENDEL

Galgant zählt zu den wichtigsten Gewürzen in der Hildegard-Küche. Er verbessert die Durchblutung von Herz und Kreislauf, hilft bei Appetitlosigkeit und Blähungen und fördert die Verdauung. Vor allem bei Herzproblemen, Herzschwäche und Schwindel werden ihm sehr gute Eigenschaften nachgesagt.

1 mittelgroßer Hokkaido-Kürbis \ 1 TL Galgant gemahlen \ 1 TL Quendel gemahlen
150 g Schafskäse \ 1 Schuss Sonnenblumenöl \ Salz

Backofen auf 180 °C vorheizen.

Den Kürbis waschen und halbieren. Die Kerne entfernen und den ungeschälten Kürbis in Spalten schneiden. Mit Öl beträufeln, mit gemahlenem Galgant und Quendel bestreuen und etwas salzen. Im Ofen bei 180 °C 20 Minuten backen.

Anschließend den Schafskäse darüberbröckeln und nochmals 10 Minuten backen, bis der Käse zu schmelzen beginnt. Den heißen Kürbis mit getoastetem Dinkelbrot (S. 122) oder Dinkelnudeln servieren.

ohne Brot oder Nudeln glutenfrei \ vegetarisch

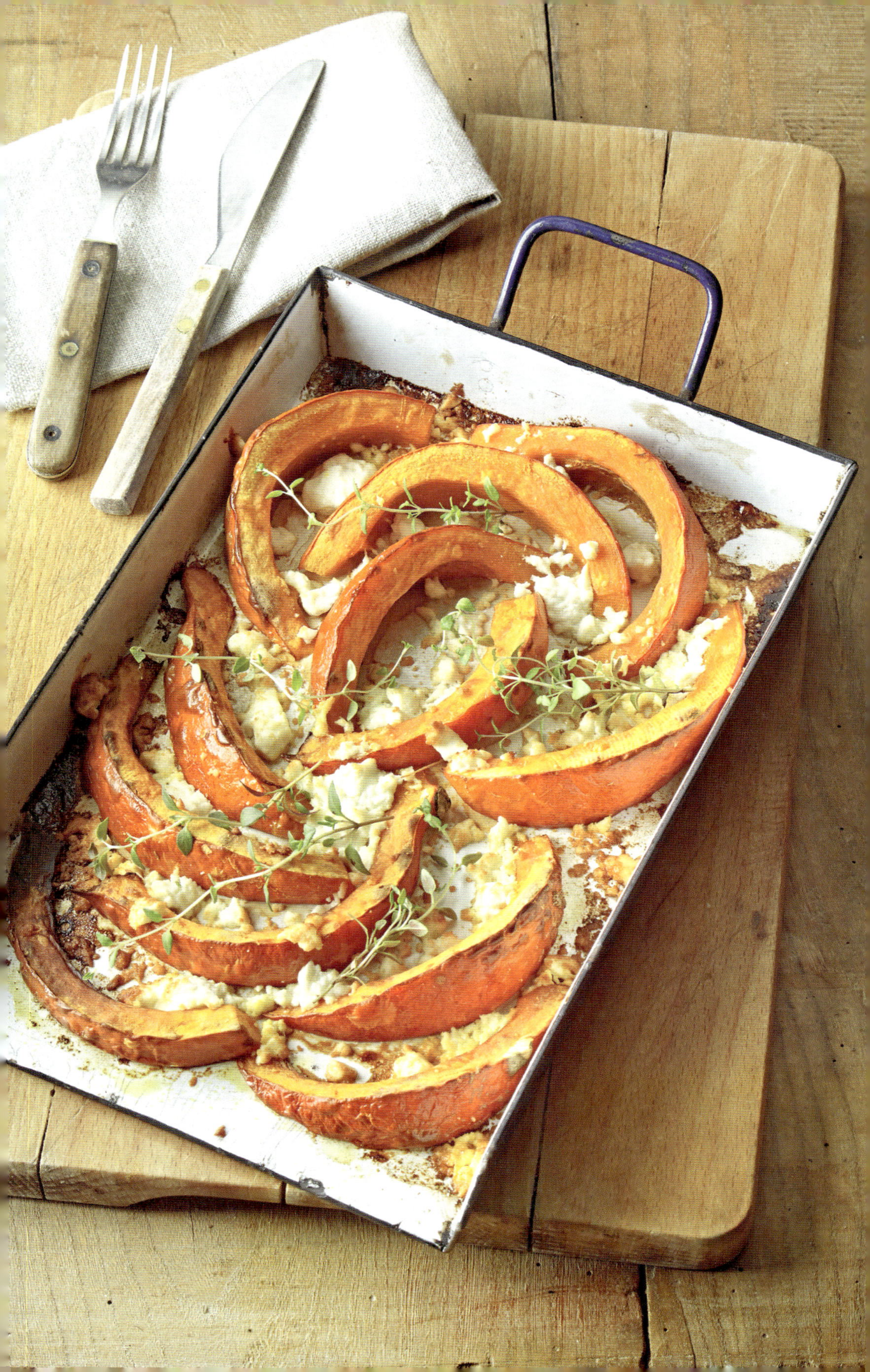

FÜR 4 PERSONEN

SCHNELLE ENERGIEHÖRNCHEN

Dieses Gericht eignet sich besonders für eine Dinkelfastenkur und man muss dabei nicht ganz aufs Essen verzichten. Dies kann auch der Einstieg in eine dauerhafte Ernährungsumstellung – hin zu mehr Dinkel, Obst und Gemüse, weg von zu viel Fleisch – sein. Näheres erfahren Sie auf Seite 29.

500 g Dinkelhörnchen (alternativ andere Dinkelnudeln)
1 Schuss Walnussöl \ 1 Bund Petersilie \ 1 Prise Galgant \ Salz

Wasser mit Salz zum Kochen bringen. Die Dinkelnudeln darin nach Packungsanleitung bissfest kochen. Die Petersilie waschen, trocken schleudern und fein hacken.

Die gekochten Nudeln abseihen und gut abtropfen lassen.

Das Walnussöl erwärmen und die Nudeln dazugeben. Die gehackte Petersilie beifügen, alles gut durchmischen und mit Galgant und Salz würzen.

Tipp: Diese Dinkelhörnchen eignen sich als Beilage zu Gemüsegerichten und Fleischragouts. Mit einem Salat genossen sind sie eine leichte Fastenmahlzeit oder ein schnelles, leichtes Mittagessen.

vegan \ laktosefrei

FÜR 4 PERSONEN

WÜRZIGER RÖMERSALAT MIT MANDELÖL-DILLE-VINAIGRETTE

Das feine Zitronen- und Anisaroma der Dille ist frisch und süßlich und setzt in der Küche ganz charakteristische Akzente. Auch aus gesundheitlicher Sicht hat sie einiges zu bieten: Sie enthält Mineralstoffe wie Kalium, Kalzium und Natrium und hilft bei Appetitlosigkeit, Völlegefühl, Blähungen und Übelkeit.

2–3 Zweige Dille \ Weißweinessig \ 1/2 Knoblauchzehe \ Mandelöl \ Salz
1 Prise Galgant gemahlen \ 1 Kopf Römersalat (Lattich) \ 1 Handvoll gekochte Dinkelkörner

Für den Salat zuerst das Dressing zubereiten: dazu die Dille waschen, trocken schleudern und fein hacken. Die gehackte Dille mit dem Weinessig verrühren und mindestens 30 Minuten durchziehen lassen. Aus dem halben Knoblauch den Keimling herausschneiden und sehr fein hacken. Dill-Essig mit Knoblauch und Mandelöl zu einer Marinade verrühren. Mit Salz und Galgant abschmecken.

Den Salat sorgfältig waschen und in mundgerechte Stücke zerkleinern.

Salat mit den gekochten Dinkelkörnern vermengen, mit dem Dressing überziehen und etwas durchziehen lassen.

vegan \ laktosefrei

FÜR 1 LAIB BROT

SCHLICHTES DINKEL-LEICHTBROT

Dieses Brot eignet sich auch zum Dinkel-Brotfasten oder zur Dinkel-Reduktionskost. Näheres erfahren Sie auf Seite 29.

Version 1:
500 g Dinkelmehl weiß \ 1/2 Würfel Germ (Hefe) oder 1 Säckchen Trockengerm (Trockenhefe)
2 TL Salz \ 300 ml Wasser lauwarm \ Mutterkümmel oder Fenchelsamen nach Geschmack

Version 2:
500 g Dinkelmehl weiß \ 50 g Dinkel-Vollkornmehl
1/2 Würfel Germ (Hefe) oder 1 Säckchen Trockengerm (Trockenhefe) \ 2 TL Salz
330 ml Wasser \ Mutterkümmel oder Fenchelsamen nach Geschmack

Mehl, Germ und Wasser verrühren, bis sich der Teig von der Schüssel löst. (Wer es würzig mag, gibt Mutterkümmel oder Fenchelsamen dazu.) 1 Stunde an einem warmen Ort gehen lassen. Nochmals durchkneten und in eine Kastenform geben. Abermals 1 Stunde an einem warmen Ort gehen lassen. Backofen auf 170 °C vorheizen.

Im vorgeheizten Backofen auf mittlerer Schiene bei 170 °C rund 40 Minuten backen.

Tipp: Sollten Sie keine Kastenform haben, bereiten Sie den Teig eine Spur trockener zu, da der Dinkelteig leicht zerfließt.

vegan \ laktosefrei

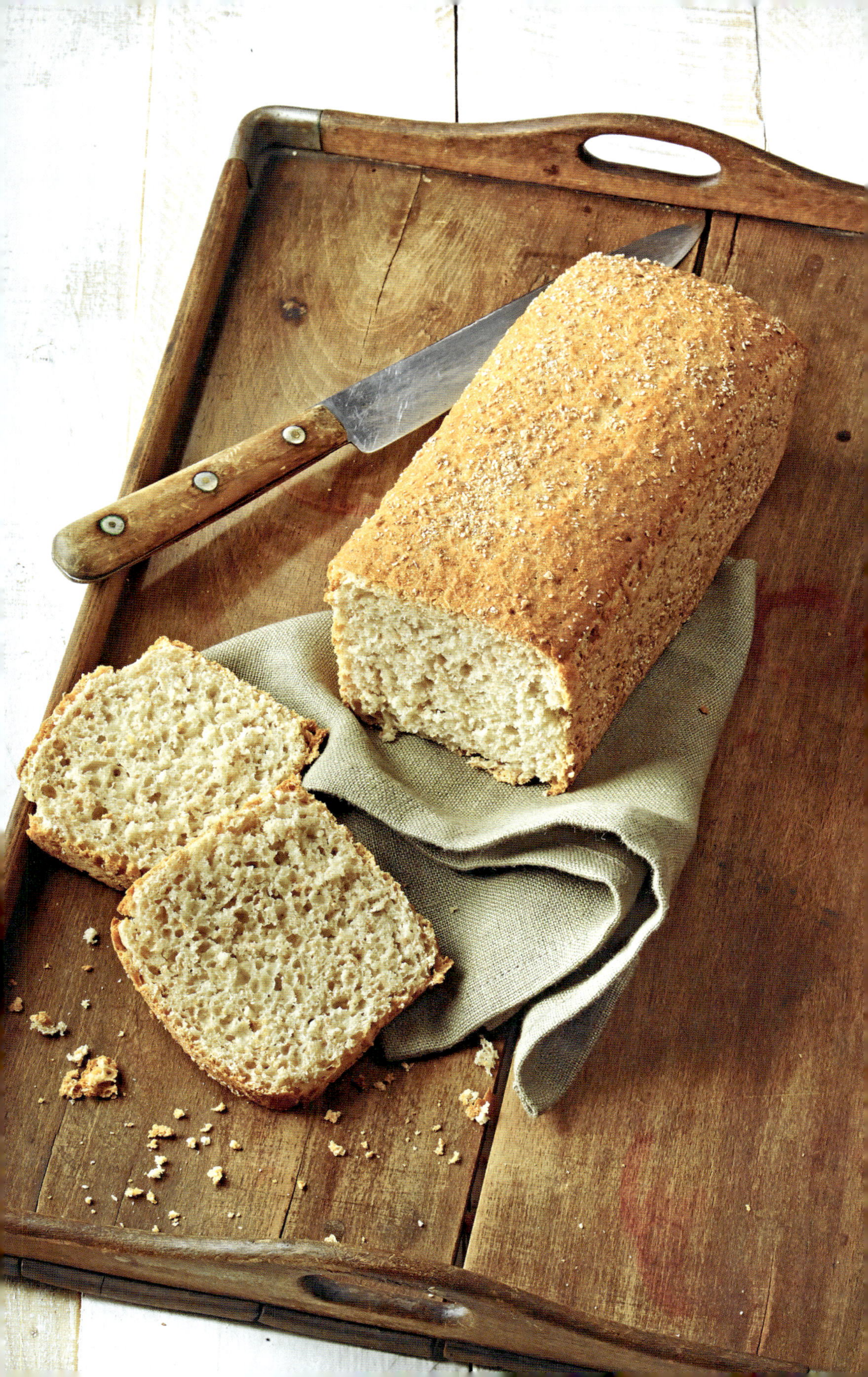

DIE WICHTIGSTEN HILDEGARD-ZUTATEN UND IHRE GESUNDHEITLICHE WIRKUNG AUF EINEN BLICK

Lebensmittel	Temperatur	Wirkweise nach Hildegard	Wissenswertes aus Ost und West
Dinkel	Warm	Kräftigt, macht rechtes Fleisch und rechtes Blut, macht frohen Sinn und Freude	Vitamin- und ballaststoffreich, hoher Eiweißgehalt, viel Magnesium
Fenchel	Warm	Kann auch roh gegessen werden, verdauungsfördernd, Fenchelsamen gegen Mundgeruch, gut für die Augen, hilft gegen Melancholie	Blähungswidrig, krampflösend, verdauungsfördernd, harntreibend, leicht antiseptisch
Galgant	Warm	Hilft bei Herzschmerzen, durchblutungsfördernd, bei hitzigem Fieber, bei Rücken- und Seitenschmerzen, verdauungsfördernd, bei Blähungen, Appetitlosigkeit und Hörsturz	Entzündungshemmend, tötet Bakterien, Viren und Pilze, hilft bei Rheuma und Ischiasproblemen, reich an ätherischen Ölen, tumorhemmend
Bertram	Mäßig warm	Mildert Fäulnis, blutbildend, klärt den Verstand, verdauungsfördernd, zieht die üblen Säfte heraus	Gut für Nerven und Gehirn, durchblutungsfördernd, hilft bei Verschleimung und Lungenentzündung
Mutterkümmel (Kreuzkümmel)	Mäßig warm	Bringt milde Wärme, für den Gesunden gut zu essen, bereitet guten Verstand	Verdauungsfördernd, entspannt Magen und Darm, blähungswidrig
Zimt	Warm	Mindert üble Säfte, bei Lähmungen in Folge von Gicht, bei dumpfem und schwerem Kopf	blutzucker- und blutfettsenkend, bei Libidomangel, gegen Durchfall, hilfreich bei Schilddrüsenunterfunktion
Muskatnuss	Warm	Öffnet das Herz, reinigt den Sinn, bringt guten Verstand und macht den Geist fröhlich, mindert schädliche Säfte	Gegen Blähungen, zur Magenstärkung
Gewürznelke	Warm	Gegen Kopfschmerzen, bei Wasseransammlungen	Enthält jede Menge ätherische Öle und Antioxidantien
Quendel	Warm	Gegen Krätze und krankes Fleisch, reinigend	Gegen Husten, bei Frauenleiden, wirkt verdauungsfördernd, hilft bei Schlaflosigkeit, Nervenleiden, Magenproblemen und Durchfall
Rosenblüten	Kalt	Zum Klären der Augen, gegen Jähzorn, als Salbe bei Krämpfen und Lähmungen	Entzündungshemmend und krampflösend, bei Hautproblemen, Mund- und Rachenentzündungen, Gürtelrose und Herpes, Verspannungen, Menstruations- und Wechselbeschwerden, nervösen Herzstörungen und Unruhe
Salbei	Warm	Nützlich gegen kranke Säfte	Bei übermäßigem Schwitzen, Halsschmerzen, Mund- und Rachenproblemen
Ysop	Mäßig warm	Reinigt kranke Säfte, besser gekocht als roh, leber- und lungenpflegend, gegen Traurigkeit	Bei Atembeschwerden, Ohrensausen und Zahnweh, Bronchitis, Asthma, Magen- und Darmbeschwerden
Dille	Warm	Nur gekocht essen, gegen Gicht	Reich an ätherischen Ölen undMineralstoffen, bei Appetitlosigkeit, Völlegefühl, Blähungen, Übelkeit, Libidomangel, Magen-Darm-Trakt-Beschwerden, geringem Milchfluss

Lebensmittel	Temperatur	Wirkweise nach Hildegard	Wissenswertes aus Ost und West
Bockshornklee	Kühl	Bei Fieber mit Schwitzen, Appetitlosigkeit, Herzschmerzen, Hautproblemen	Bei Blähungen, eitrigen Entzündungen, Geschwüren, Blutvergiftungen
Minze	Mäßig warm	Wärmt den Magen, verdauungsfördernd	Reich an ätherischen Ölen, Magen und Darm stärkend, den Gallenfluss anregend, bei Bauchkrämpfen, Erkältungen, Kopfschmerzen, Blähungen, Übelkeit
Petersilie	Warm	Soll roh gegessen werden, bei Fieber, Herz-, Seiten- und Milzschmerzen, Magenproblemen, Nieren- und Blasensteinen und Lähmungen	Sehr hoher Gehalt an Vitaminen, Mineralien und Spurenelementen, blutreinigend, entgiftend
Maroni	Warm	Kräftigend, gegen Traurigkeit, Herz- und Leberschmerzen, zur Stärkung von Milz und Magen	Ballaststoffreich, darmfreundlich, vitaminreich und nährend
Rettich	Mehr warm als kalt	Reinigt das Gehirn, vermindert die schädlichen Säfte, heilt und reinigt innerlich	Verdauungsfördernd, regt den Gallenfluss an, wirkt antibiotisch, bei Bauchschmerzen, Durchfall
Quitten	Warm	Gegen Gicht, wirken trocknend, hilfreich bei Geschwüren (als Auflage)	Enthalten Vitamin C, Kalium, Zink und Eisen
Bohnen	Warm	Gut zu essen für Kranke und Gesunde	Hoher Eiweißgehalt, ballaststoffreich, guter Folsäurelieferant
Kichererbsen	Warm	Vermehrt nicht die üblen Säfte, gebraten gegen Fieber	Hoher Eiweißgehalt, ballaststoffreich, Vitamin B_1, B_6, Folsäure, Magnesium, Eisen, Zink
Datteln		Bauen Kraft auf	Hoher Mineralstoffgehalt

EMPFOHLENE WEITERFÜHRENDE BZW. VERWENDETE LITERATUR

„Heilkraft der Natur – Physica“, Hildegard von Bingen, Christiana Verlag
„Ursprung und Behandlung der Krankheiten – Causae et curae“, Hildegard von Bingen, Beuroner Kunstverlag
„Das Buch vom Wirken Gottes – Liber divinorum operum“, Hildegard von Bingen, Beuroner Kunstverlag
„Die Ernährungstherapie nach Hildegard von Bingen“, Dr. Wighard Strehlow
„Das Hildegard von Bingen Kochbuch“, Dr. Wighard Strehlow
„Hildegard-Heilkunde von A-Z“, Dr. Wighard Strehlow
„Große Hildegard-Apotheke“, Dr. Gottfried Hertzka, Dr. Wighard Strehlow
„Hildegard von Bingen – Einfach kochen“, Brigitte Pregenzer, Brigitte Schmidle
„Hildegard von Bingen – Einfach leben“, Brigitte Pregenzer, Brigitte Schmidle
„Hildegard von Bingen – Kraftquelle für die Seele“, Brigitte Pregenzer, Brigitte Schmidle, Peter Mertz
„Grundlagen der Traditionellen Europäischen Naturheilkunde“, Raimann, Ganz, Garvelmann, Bertschi-Stahl, Fehr-Streule, Bacopa Verlag

HILDEGARD-ZITATE AUS:

„Heilkraft der Natur – Physica“, Christiana Verlag, und
„Ursprung und Behandlung der Krankheiten – Causae et curae“, Beuroner Kunstverlag

ULI GOSCHLER IM KNEIPP-VERLAG

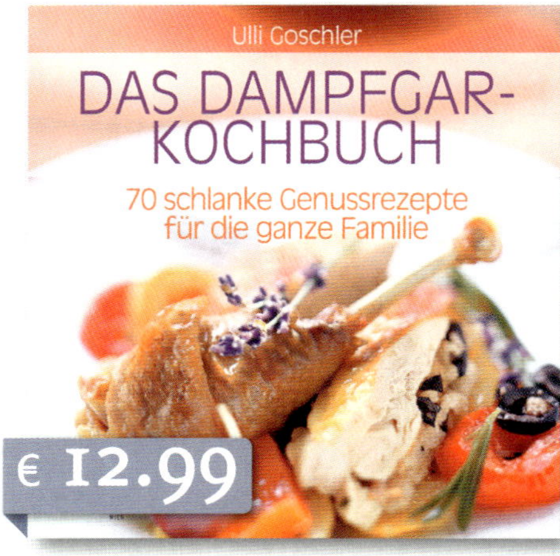

Ulli Goschler

Das Dampfgar-Kochbuch

70 schlanke Genussrezepte für die ganze Familie

120 Seiten, farbig, Softcover

ISBN 978-3-7088-0574-0

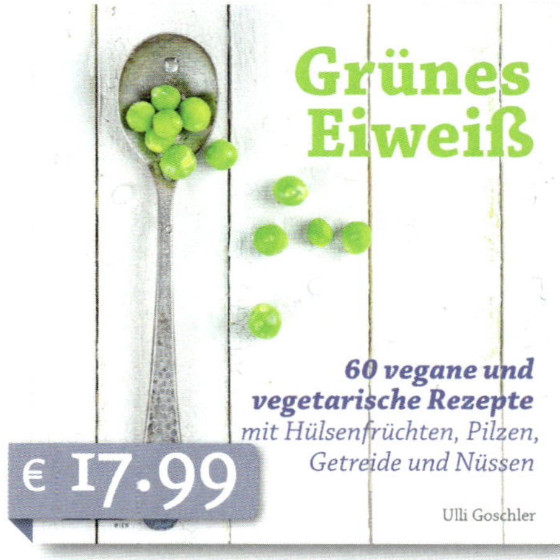

Ulli Goschler

Grünes Eiweiß

60 vegane und vegetarische Rezepte mit Hülsenfrüchten, Pilzen, Getreide und Nüssen

132 Seiten, farbig, Hardcover

ISBN 978-3-7088-0593-1

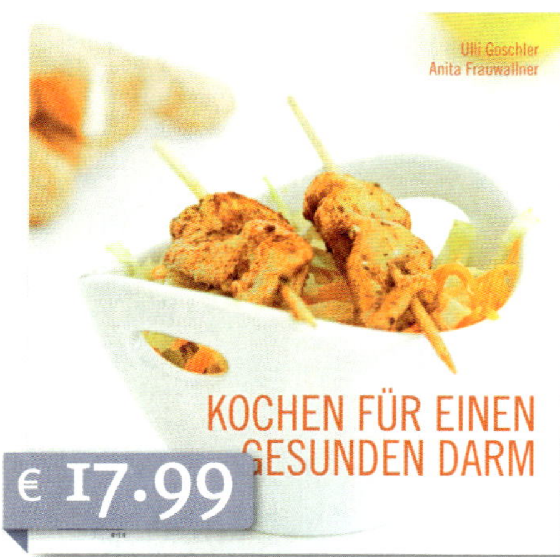

Ulli Goschler,
Anita Frauwallner

Kochen für einen gesunden Darm

132 Seiten, farbig, Hardcover

ISBN 978-3-7088-0580-1

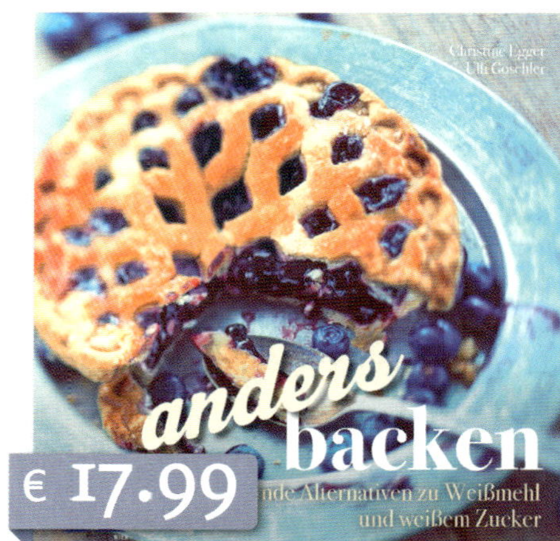

Christine Egger, Ulli Goschler

Anders backen

Gesunde Alternativen zu Weißmehl und weißem Zucker

132 Seiten, farbig, Hardcover

ISBN 978-3-7088-0595-5

WWW.KNEIPPVERLAG.COM

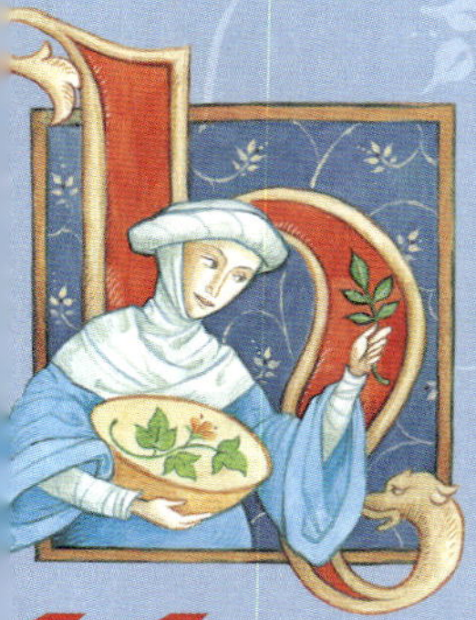

Hildegard von Bingen

Kluge Frau mit zeitlosen Erkenntnissen

Mit viel Hingabe befasste sich Hildegard von Bingen im 12. Jahrhundert mit der Wirkung von Kräutern und Gewürzen. In einer schnellen Zeit, in der wir uns nach Rückzug sehnen, entdecken wir dieses bedeutende Wissen um die Kraft der Natur nun wieder.

Vielleicht sind auch die Freude am Genuss und die Lust am Kochen Gründe dafür, dass die Empfehlungen der Ordensfrau gerade bei jungen Menschen heute eine wahre Renaissance erleben. Denn Gesundheit und Genuss gehören zusammen.

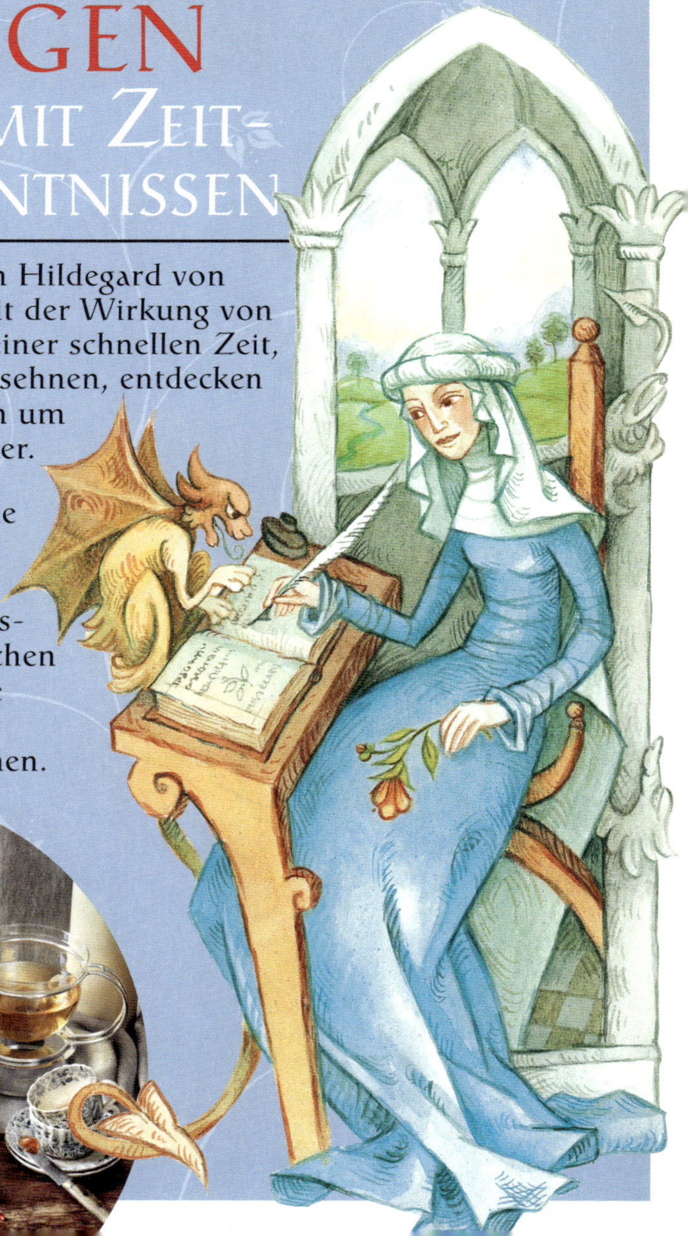

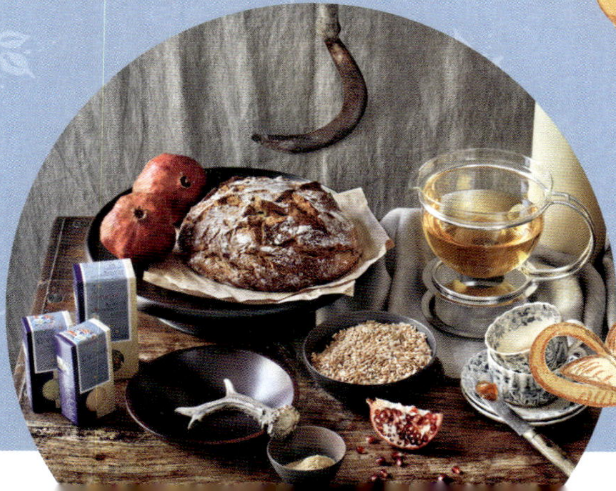